NOUVELLES OBSERVATIONS

SUR LA GOUTTE,

Et sur les qualités de la Poudre, ou Ptisane balsamique qui en est le spécifique calmant, connue & approuvée par les Chefs de la Médecine, & consacrée à la Société.

DÉDIÉES AUX SEIGNEURS AFFLIGÉS de cette Maladie.

Par M. CHAVY DE MONGERBET, Ɔteur en Médecine.

A PARIS,

De l'Imprimerie de MICHEL LAMBERT, rue & à côté de la Comédie Françoise, au Parnasse.

M. DCC. LXI.

ÉPITRE DÉDICATOIRE.

MESSIEURS,

Suivant la définition d'Hippocrate, la Goutte est, de toutes les maladies, la plus cruelle, & celle qui vous affecte le plus particuliérement ; cette définition, dont vous éprouvez trop les terribles effets, a été la source de mon application la plus singulière, & je n'ai pû voir sans peine les Peres des Peuples, & les Protecteurs des talens, chaque jour exposés à succomber sous ses funestes coups, après avoir enduré les tourmens les plus inouis. Les difficultés d'un si grand travail, Messieurs, se sont applanies en faisant attention à la noblesse de son objet ; & sans m'effrayer du peu de succès d'un si grand nombre d'hommes éclairés, qui ont traité cette matière, j'ai compris qu'ils ont échoué, parce qu'ils ne s'y sont pas uniquement adonnés, & je me suis persuadé que la Médecine, qui n'estime & n'honore ses membres, que par l'utilité de ses travaux, verroit avec plaisir l'excès de mon zéle, qui, me faisant abandonner toutes les autres maladies, pour m'attacher à cette seule connoissance, me mettoit dans le cas de faire des observations plus étendues & plus intéressantes. Bien différent, Messieurs, de ces hommes avides qui ont excité la force de vos préjugés, par leurs remèdes universels ou par leurs spécifiques, dont

ils ne connoiſſoient que les noms ;
je n'ai cherché à combattre vos
maux qu'après en avoir bien connu
la nature ; & ne croyant pas qu'il
fût décent & honnête de m'en rap-
porter à mes foibles lumières & à
mes progrès , j'ai confié la compoſition de mon remède aux Chefs de la
Médecine , & leur ai communiqué
mes obſervations, théoriques & pratiques; la protection de ces Juges éclairés m'eſt d'autant plus avantageuſe,
qu'elle me met dans le cas de continuer mes travaux , & de vous dé-
dier cet Ouvrage , qui n'a d'autre
but que celui de vous plaire , en vous
propoſant des ſoulagemens qui vous
ſont dûs de toutes façons ; daignez
l'honorer de votre protection , & fa-
voriſez ſon Auteur qui vous eſt en-

A iij

tiérement dévoué. *Si vous pensez*, *Messieurs*, *qu'un remède intéressant ne doive pas être exposé à être enseveli par les effets du hazard : j'offre avec plaisir de le remettre entre les mains de Sa Majesté, dès qu'il lui plaira de me l'ordonner, afin qu'il soit rendu public après moi. Vous protégez jusques aux talens agréables, que ne devez-vous pas faire de celui qui vous intéresse si particuliérement ? J'ai l'honneur d'être avec un très-profond respect,*

MESSIEURS,

Votre très-humble &
très-obéissant serviteur,
CHAVY DE MONGERBET.

NOUVELLES
OBSERVATIONS
SUR LA GOUTTE.

LA Goutte eft la plus féroce de toutes les maladies , foit par l'excès des
douleurs qu'elle caufe , foit par rapport
à fes fuites funeftes & à fes révolutions.
La Médecine nous a donné dans tous
les tems des hommes très-éclairés qui
ne nous ont rien laiffé à defirer fur fes
définitions; ils les euffent enrichies de la
méthode la plus affurée , & de la pratique la plus heureufe , s'ils en euffent
fait leur unique occupation ; mais ces
grands Maîtres de l'Art confacrés à toute l'humanité , par l'étendue de leurs
connoiffances , ne pouvoient facrifier

le plus grand nombre aux intérêts de quelques particuliers : & si dans des tems plus reculés, la Goutte se fût multipliée comme aujourd'hui , nous posséderions son spécifique calmant depuis un long-tems , & nous aurions conservé un grand nombre d'hommes illustres que l'on n'a pu soustraire à ses fureurs. Cette réflexion m'ayant fait abandonner la pratique de toutes les autres maladies , j'ai employé tous mes momens à la connoissance de cette dangereuse ennemie ; les Auteurs les plus estimés que j'ai pris pour guides de ma théorie , m'ont été fort utiles dans la pratique , par les observations que j'ai faites sur celle qui leur étoit familière : je n'offre au Public qu'un traitement nouveau , & un remède simple dans ses effets , établi par l'expérience la plus constante & la plus heureuse. Je dis que la Goutte a fait de grands progrès depuis quelques siécles ; le raffinement des cuisines , inconnu dans les siécles

précédens , est encore une de ses causes principales, & cette preuve n'est que
trop vérifiée par ceux qui en font la trifte expérience ; mais que peut produire
l'appréhension d'un avenir incertain
contre les attraits d'une vie délicieuse :
& la vie frugale & laborieuse peut-elle
sympatiser avec les richesses ?

Je divise la société des hommes en
trois classes , par rapport à la Goutte ;
dans la première , je comprends ceux
qui vivent dans la bonne chère , les
excès & l'inaction ; dans la seconde ,
sont les personnes de Cabinet qui font
de grandes dissipations d'esprit ; & la
troisiéme regarde les gens de la campagne, & ceux qui , comme eux , robustes,
sobres, & prenant beaucoup d'exercice,
ne connoissent point ce cruel mal.

La nature n'agit pas chez tous les
hommes de la même façon , & avec la
même force ; elle se produit par trois
voies bien connues : la première & la
plus funeste se termine par la mort ;

dans la seconde , elle se débarrasse par des maladies qui épurent le sang ; & la troisiéme , imperceptible dans ses principes , est celle des personnes qui, paroissant en bonne santé , portent un principe d'âcreté qu'elles transmettent à leurs descendans , & qui forme la goutte ou quelque autre maladie qui devient héréditaire.

Quand la nature se débarrasse par des maladies ou par des flux périodiques , ce qui s'observe particuliérement chez les femmes , elle devient la source d'une bonne santé ; mais si ces crises heureuses viennent à se supprimer, ou par un régime contraire , ou par des remèdes contre-indiqués , &c. il se forme des maladies plus ou moins graves, & nous voyons un nombre de femmes goutteuses qui ne le deviennent que dans le tems où ce flux salutaire commence à s'intercepter ou à se déranger.

La Goutte s'annonce par des symptômes très-variés , soit dans le siége des parties , soit dans l'excès des douleurs,

& par la différence de ſes effets. Si la
Goutte n'avoit qu'un ſeul principe, elle
ſeroit plus uniforme, mais les vices du
ſang dont elle dépend, ſont fort mul-
tipliés. Ce que je dis ici, je l'établis
par ma propre expérience qui n'excite
ma ſenſibilité que par rapport aux intérêts de la ſociété, trop facile à ſe prévenir & à juger d'un remède ſur la première apparence, ſans examiner les
cauſes contraires : le mien dont j'ai confié la compoſition la plus exacte à M.
de Sénac, premier Médecin du Roi ; à
M. de la Saone, premier Médecin de
la Reine ; à M. de Bordeu, Docteur-Ré-
gent de Paris ; à M. Peſtalozzi, Médecin de Lyon ; & à M. Morand, Chirurgien-Major de l'Hôtel Royal des Invali-
des, qui l'approuvent & le protégent, & à
qui je fais part de ſes progrès, ne peut
pas être ſuſceptible du préjugé, & des
Juges ſi éclairés ne leur laiſſent aucun
ſujet d'inquiétude ſur ſes qualités.

Le corps humain eſt compoſé de différentes humeurs qui font féparées du fang, & font dans un mouvement continuel ; ce mouvement qui produit, qui fait croître, & qui nourrit les corps de quelque genre qu'ils foient, les détruit en même tems infenfiblement.

Il y a dans les humeurs du doux, de l'amer, du falé, de l'acide & de l'âcre ; tant que ces chofes, qui font de qualités différentes, ne font point à part, en dépôt, & qu'elles font proportionnées entr'elles, & dans un mouvement naturel, elles font la fanté ; fi au contraire, elles dominent fenfiblement les unes fur les autres, qu'elles reftent en repos, ou qu'elles foient dans un trop grand mouvement, elles produifent la maladie, & l'efpéce de la maladie eft différente, felon la différente nature de ce qui domine.

Ces chofes différentes étant à la portée les unes des autres dans les vaiffeaux, agiffent les unes fur les autres, & ce mouvement fait la chaleur natu-

relle , à laquelle contribuent le mouvement & le frottement des parties qui
les contiennent : lorſque ces mouvemens ſont trop forts, la chaleur n'eſt
plus naturelle , c'eſt une chaleur de fiévre qui produit des âcres de différentes
eſpéces , & qui peuvent prendre le caractère de la cauſticité la plus violente.

Les alkalis volatils diſſolvent les
chairs, les nerfs & les cartilages ; les
acides animaux diſſolvent les os , ce que
l'on peut éprouver dans le petit lait, y
mettant tremper un os.

Les différentes ſalures naturelles des
liqueurs ſe tempèrent mutuellement
dans l'homme ſain , ſans ſe détruire les
unes & les autres , comme l'acide &
l'alkali qui ſont dans certaines eaux minérales , &c.

Un âcre contre nature ſe trouve ſouvent confondu dans les humeurs, & ne
produit point de mal ſenſible tant qu'il
n'y eſt point en aſſez grande quantité ,
ou qu'il y eſt plus foible que ne le ſont

les liqueurs qui n'ont qu'une falure naturelle ; on a vû fouvent des perfonnes, qui portant un levain de vérole, paroiffoient fe bien porter, tant que le virus n'avoit pas fait affez de progrès pour fe rendre fenfible ; il y a des goutteux qui fe portent bien dans les intervalles des accès de goutte, quoiqu'ils ayent dans eux de l'humeur âcre de la goutte ; c'est pourquoi il faut avoir égard à la caufe de la goutte dans toutes les autres maladies de ces perfonnes.

Des charbons de pefte ont forti tout-à-coup à des perfonnes qui paroiffoient être en parfaite fanté, & lorfque ces charbons peftilentiels fortent de quelque partie intérieure du corps ; ceux à qui ce malheur arrive, meurent fans garder le lit, & quelquefois même ils tombent morts dans les rues : ce qui prouve qu'on peut porter dans foi pendant quelque tems, un levain de maladie, & d'une maladie très-dangereufe, fans s'en appercevoir ; c'est ce que ne veulent

point comprendre ceux qui ayant la vérole , se sont bien portés depuis qu'ils
l'avoient gagnée.

Ce qui prouve évidemment l'action
des levains dans le sang ; c'est que le
pus de la petite vérole ayant été intro-
duit dans les vaisseaux d'une personne,
y agit de façon qu'au bout d'un certain
tems il produit des pustules de la même
nature que celles d'où on l'a tiré.

La Goutte est une maladie qui attaque en premier lieu les articulations, on
la nomme podagre, parce que les pieds
ont coutume d'être les premiers attaqués
& particulierement l'orteil ou gros doigt
du pied , & le *calcaneum* ou talon.

La Goutte a différentes dénomina-
tions; aux pieds , elle se nomme poda-
dre ; aux mains , chiragre ; aux coudes,
onagre ; aux dents, dentagre ; à la hanche , sciatique ; aux vertèbres , aux côtes, à l'omoplate & aux clavicules, elle
se dit courbature , &c.

Il est à propos que je dise ici deux

mots du rhumatifme , par rapport aux Anciens qui ne faifoient aucune diffé-rence de la Goutte & du Rhumatifme ; mais dans les derniers fiécles , Baillou, Chefneau , Riviere & Charles Pifon en ont fait deux maladies ; ils ont nom-mé Goutte arthritique, qui fignifie ma-ladie d'articulations , & ont caractérifé toute douleur générale & particulière qui attaque toute l'étendue du corps, de rhumatifme.

La différence de ces deux maladies eft bien claire ; la Goute attaque fans mé-nagement toutes les articulations des os; le Rhumatifme, au contraire , attaque toutes les parties charnues, aponeuro-tiques, même les nerveufes, & peu de perfonnes font exemptes de cette mala-die ; revenons à la Goutte.

Arétée & Margrave difent que quand on fe ferreroit les pieds avec les plus groffes cordes, quand on les mettroit dans un étau bien ferré , qu'on les frap-peroit avec des barres de fer ardentes ,

toutes ces douleurs ne feroient pas fi vives.

Si dans les commencemens de cette
maladie , après les premiers tourmens ,
il furvient une tranfpiration un peu
longue , le malade eft foulagé ; mais
s'il vient enfuite un friffon , les douleurs augmentent, fe fixent, & durent
des mois entiers ; le malade fe trouve
cloué dans fon lit ou dans un fauteuil ,
& fouvent les os perdent l'action du
mouvement des articulations par des
ankilofes.

Les extrémités font compofées de parties tendineufes, d'aponeurofes, de nerfs,
&c. Les vaiffeaux y font très-fins , parce que leur diamètre décline toujours
en defcendant ; autour des os des jointures , font des glandes fynoviales, di-
tes mucilagineufes ; au moyen de ce
mucilage qui facilite le mouvement ,
ces parties font toujours humectées, & il
ne s'y forme point d'ankilofes ; & dès
que ce fuc s'épaiffit ou n'eft plus fourni,

l'arrive le contraire ; ajoûtez à cela ,
les ligamens attaqués & fans fonction,
d'où dépend la perte du mouvement des
pieds ou autres parties maltraitées de
l'humeur goutteuse qui va du pied au
genou , à l'articulation de la hanche ;
elle fe porte au coccix , à l'os facrum ,
elle va de vertèbres en vertèbres jufqu'au col, parcourt les côtés , les mains,
les coudes, l'articulation de l'omoplate
& la clavicule.

Il fe forme ordinairement des efpéces
de tumeurs aux environs des articulations des coudes , des genoux , & des
doigts des pieds & des mains , dont la
groffeur varie , la matière reffemble à
de la craie ou plâtre , & quelquefois fe
diffipe par écailles.

Quand la Goutte a parcouru les articles , elle ne fe jette que trop fréquem-
ment fur les vifcères , ce qui met les
malades à deux doigts de leur perte, &
leur caufe fouvent la mort la plus cruelle ; voyons par ordre & en abrégé quelle
route elle tient.

Quand elle fe porte à la tête , elle caufe l'apoplexie , & de-là la paralyfie ; fi c'eft aux futures , il y a éblouiffement , vertige , & des douleurs très-vives ; quand elle parcourt les yeux, les dents , les machoires , la langue , &c. elle y caufe les fenfations les plus douloureufes , prive de la vûe , fait tomber les dents, & caufe les accidens les plus violens.

Si l'humeur de la Goutte fe fixe à la gorge , elle imite l'efquinancie , la trachée artère fe refferre par l'interception de l'air , l'œfophage fe fronce & s'affaiffe au point qu'il ne permet aucun paffage aux alimens , & elle affecte le pharynx , le larynx , la langue & toutes les parties dépendantes de la gorge.

Quand la Goutte remonte & fe fixe à la poitrine , elle y caractérife des fymptômes femblables à ceux de la pleuréfie & des fluxions de poitrine ; les parties extérieures de la poitrine en font auffi altérées ; telles font les parties ten-

dineufes & les ligamens des articulations de toutes les côtes.

Si la maladie dure long-tems, l'humeur fe candit dans les bronches , &
après une toux vive , il fe fait une ex-
pectoration de crachats qui reffemblent à
du plâtre encore liquide ; elle y produit
auffi quelquefois le crachement de fang
qui conduit le malade au tombeau.

Les perfonnes âgées , dont les pores
font refferrés , & la peau defféchée, font
expofées à des afthmes ou à des hydro-
pifies de poitrine , parce que la tranfpiration fe trouvant gênée , la matière
qui la formoit fe jette fur les poulmons
qui font l'office d'une éponge ; ils re-
tiennent cet excrément , & la capacité
en eft furchargée , & quelquefois cette
humidité fe filtre au travers, caufe l'hydropifie de poitrine , & le malade fe
croyant un peu foulagé , meurt fubite-
ment.

Si la Goutte fe porte à l'eftomac, elle
y fait de grands ravages , par les dou-

leurs aiguës , les vomiſſemens , les mouvemens convulſifs & les ſueurs froides qui en ſont la ſuite ; ſi elle s'y fixe long-tems , l'humeur s'y candit & dégénère en pierres dures & compactes, & le malade périt ; elle produit d'auſſi terribles effets dans le canal inteſtinal.

Dès que l'humeur de la Goutte reflue au foye , elle y produit des maladies de différens caractères , telle que la jauniſſe , obſtruction , skirre & hydropiſie, par les obſtacles qu'elle porte à ce nombre de vaiſſeaux & de glandes , & ſon ſéjour y produit un nombre de pierres , alors il n'eſt pas poſſible de ſoulager le malade.

La rate eſt ſujette au tranſport de l'humeur goutteuſe ; ce viſcère s'engorge & s'endurcit , & ſi le malade eſt un peu ſoulagé , il devient triſte & mélancolique.

Les reins ne ſont pas exempts des terribles effets de la Goutte, qui dès qu'elle s'y candit , dégénère en ſable , & en

fuite en calcul , & y produit les tourmens les plus affreux ; ces pierres
portées par les uretères dans la veffie , **y**
caufent des déchiremens : les urines font
fanglantes & purulentes , & le malade
fouffre le martyre ; enfin , la Goutte
n'épargne aucun vifcère , & parcourt
toutes les parties du corps où elle produit les caractères de toutes fortes de maladies.

Aprés avoir expliqué les différentes
façons dont la Goutte fe manifefte , il
eft à propos d'établir un ordre & de diftinguer celle qui eft régulière ou irrégulière.

La Goutte régulière a coutume de fe
déclarer en Janvier ou Février , & à l'entrée de l'automne , fans autre avantcou-
reur que de mauvaifes digeftions qui
ont précédé ; le corps s'appefantit , & il
furvient , quelques jours avant l'accès ,
un engourdiffement à la cuiffe , l'appétit eft quelquefois plus vorace ; la veille
de l'accès , on fe couche & on s'endort

en fanté , mais le malade eft réveillé par une douleur qui fe fait reffentir ordinairement au pouce du pied , & quelquefois au talon & au gras de jambe, & qui reffemble à celle de la diflocation de ces os. Il y a le reffentiment comme d'une eau froide qui feroit répandue fur les membranes , le friffon vient & une petite fiévre ; la douleur légère dans le commencement augmente d'heure en heure , & l'humeur s'ajufte aux os du tarfe & du métatarfe , dont elle fuit les ligamens : c'eft tantôt une tenfion violente , ou un déchirement de ces ligamens, tantôt c'eft la morfure d'un chien qui la ronge , & quelquefois un fentiment de compreffion & de refferrement, la partie acquiert un fentiment fi vif & fi exquis , qu'elle ne peut fupporter le poids des couvertures. Dès que la matière morbifique eft un peu digérée ou diffipée par la tranfpiration , tous ces fymptômes diminuent , & le malade commence à refpirer ; la partie malade refte enflée , au lieu qu'auparavant il n'y avoit que les veines répandues fur la partie affligée , très-enflées.

Première preuve de la bonté de mon fpécifique qui agit par la tranfpiration, voie que la nature indique. Le jour fuivant, ou deux ou trois jours après , à mefure que l'humeur de la Goutte eft plus ou moins abondante , la douleur fe réveille au même pied , augmente confidérablement le foir, de même que vers le point du jour , quitte ce pied, reprend fa force , & paffe à l'autre qui eft attaqué de la même façon que le premier.

Quelquefois l'humeur eft fi abondante , qu'elle fatigue les deux à la fois , avec la même véhémence, mais ce n'eft ordinairement que l'un après l'autre.

L'humeur goutteufe n'attaque pas feulement les pieds, mais les genoux , & fucceffivement tous les articles , ce qui dépend de la quantité & de la qualité de cette humeur, de l'âge, du genre de

vie ,

vie , de la conftitution de l'air & du
tems que le malade a commencé de devenir goutteux.

Il ne faut pas s'imaginer qu'un Goutteux pendant deux ou trois mois & plus,
n'ait qu'un même accès ; mais c'eft un
affemblage & une chaîne de ces petits
accès qui vont toujours en diminuant ,
foit à l'égard de la douleur, foit à l'é-
gard de la durée , jufqu'à ce que toute
la matière de la Goutte foit épuifée ;
alors le malade revient en parfaite fanté , ce qui n'arrive guères aux plus vi-
goureux, que dans la quinzaine ; dans
les plus avancés en âge , & qui ont eu
fouvent la Goutte, dans plufieurs mois;
& dans ceux qui font caffés ou par les
années ou par les maladies, elle ne les
quitte pas que l'été ne foit avancé , &
continue fouvent des années.

Les premiers ours, l'urine eft colo-
rée, laiffant un fédiment rouge, plein
de petit fable , & le malade ne rend par
les urines que la troifième partie de ce

B

qu'il boit ; pendant ce tems , le ventre est serré , l'appétit abattu , le malade a un léger trémoussement par tout le corps ; le soir , il ressent même dans toutes les autres parties , quoiqu'elles ne soient pas le siège de la Goutte , une pesanteur inquiétante qui dure autant que l'attaque. Cette suppression d'une partie de l'urine annonce que mon Spécifique est parfait.

A la fin de l'accès survient une démangeaison aux pieds , mais sur - tout entre les doigts dont la peau se lève comme des particules de son qui tombent par écailles : voilà la façon dont se comporte la Goutte quand elle est régulière ; & elle ne revient communément que dans un an , & dans la même saison.

La Goutte est irrégulière lorsqu'elle est dérangée par des remèdes donnés mal-à-propos , ou quand , à raison de la durée opiniâtre du mal , la substance du corps s'est tournée en humeur de Goutte , ou quand la nature affoiblie n'a pas affez de force pour la chaffer de la manière qu'elle avoit accoutumé, & on voit éclater des phénomènes bien différens de ceux qui viennent d'être décrits.

Quand la douleur quitte les pieds, c'eft une preuve que la règle du mal a été renverfée, ou que la force du corps a diminué peu-à-peu ; la Goutte occupe préfentement les mains, les poignets, les genoux & les autres parties du corps; quelquefois, après avoir tourmenté un ou plufieurs doïgts, elle les rend femblables à une gerbe de racines de panais, les prive peu-à-peu du mouvement, & forme autour des ligamens des articles, des matières tophacées qui détruifent la peau & la furpeau, & font voir à découvert les nodus comme de la craie, ou des yeux d'écreviffes qu'on peut tirer avec la pointe d'une épingle; quelquefois l'humeur de la Goutte fe dépofant fur l'articulation du coude, y forme une tumeur blanche de la grof-

feur d'un œuf, qui peu-à-peu devient
rouge & s'enflamme.

Quelquefois la Goutte fe jette fur le
fémur & s'étend enfuite fur le genou,
le preffe vivement, le privant du mouvement. La Goutte qui auparavant ne
revenoit qu'à l'iffue de l'hyver, & qui
ceffoit après quelques mois, tourmente
à préfent des années entières, à la ré-
ferve de deux ou trois mois plus chauds
de l'Eté.

Enfin, fi le Malade, avant que le
mal fût fi avancé, ayoit de longs intervalles entre les attaques, préfentement
il a tous les membres refferrés & em-
barraffés; de forte que bien qu'il fe
puiffe tenir debout & marcher un peu,
ce n'eft néanmoins que d'un pas boi-
teux & fatigant, & s'il veut forcer la
marche, l'humeur de la Goutte qui n'eft
jamais entièrement diffipée, menace
les vifcères lorfqu'elle ne peut fe jetter
fur les pieds.

Le Malade eft tourmenté de plufieurs

autres fymptômes , comme douleurs
dans les veines hémorrhoïdales , rots
qui fentent les œufs couvés , & l'appétit eft languiffant par défaut d'efprits.

Après plufieurs cruels tourmens que
reffentent les vieillards & qui ne s'étei-
gnent jamais entièrement, les accès com-
mencent à ne fe plus faire fentir avec tant
de violence , foit que la nature fe trouve opprimée par le poids de l'humeur,
foit qu'à raifon de la vieilleffe , elle
n'aye pas affez de force pour la pouffer
dans les extrémités ; mais il furvient
une efpèce de mal d'eftomac , accom-
pagné de tranchées, de laffitudes , fans
caufe manifefte , & quelquefois la diar-
rhée ; alors la douleur dans les mufcles
ceffe , & ces fymptômes s'évanouiffent
dès que la douleur des membres fe réveille ; la douleur devient moins vive
d'accès en accès , & le Malade meurt
fouvent du mal d'eftomac.

L'humeur de la Goutte forme quelquefois des pierres , parce que la fonc-

tion des reins eſt ſuſpendue.

Pour finir, les viſcères du Malade farcis de l'humeur de la Goutte, ne peuvent plus exercer leurs fonctions; le ſang, ſurchargé de limon & d'ordures, ne peut plus circuler, ni la matière de la Goutte ſe porter ſur les articles, comme elle avoit accoutumé, & enfin la mort ſurvient.

L'on diſtingue la Goutte en chaude & en froide.

La Goutte chaude eſt celle à qui il ſurvient une enflure, après s'être manifeſtée par une couleur de roſe avec des douleurs vives, des élancemens, des battemens, des picotemens & des ardeurs qui annoncent une pléthore.

La Goutte froide & ſans chaleur n'eſt qu'un œdème ſouvent emphiſémateux; il n'y a qu'une douleur de tenſion ſans pulſation & ſans élancement, mais un engourdiſſement.

La Goutte eſt fixe quand elle ne quitte point une ou deux articulations, &

vague quand elle se jette sur différentes parties, & change à chaque instant.

Sentimens des Auteurs.

Les Auteurs déterminent plusieurs causes de la Goutte : Sydenham l'établit dans l'estomac, Fernel dans la tête, Willis l'attribue à la composition de certains levains, à la foiblesse des viscères, à la décadence du sang ; Rivière reconnoît un sel acide & corrosif : voici ce qu'il dit.

La Goutte a pour cause un sang abondant en sels acides & corrosifs qui s'en séparent & passent dans les lymphatiques, où ils communiquent leurs impressions, & ces humeurs ayant acquis un dégré d'acrimonie proportionné à la qualité & à la quantité de ces mêmes sels, il survient des douleurs & des tiraillemens qui se fixent d'abord aux articles.

Hoffman dit qu'elle consiste dans un spasme violent qui picotte, déchire,

tiraille, souvent jusqu'à produire une
douleur telle que celle de la fracture,
ou que feroit un pieu que l'on y en-
fonceroit, tiraille les membranes & les
ligamens nerveux & tendineux qui contiennent les os, & les affermiffent dans
leur fituation; fpafmes caufés par une
férofité corrompue, falée, âcre, apportée en abondance dans les petites artè-
res & les petites glandes des ligamens,
& accompagnés d'un mouvement fébrile & de l'inflammation de la partie
affectée.

Lorfque la douleur commence, les
pores de la peau du pied fe refferrent;
l'abord & le reflux convenables du fang
font empêchés : tantôt la fueur & la
tranfpiration fe fuppriment, tantôt elle
augmente; il y a rougeur & roideur
dans la partie, les veines difparoiffent;
on fent dans la partie malade une tenfion & un tiraillement très-fenfibles,
accompagnés d'une rougeur & d'une
chaleur fuivie d'enflure; de-là de fré-

quens bâillemens, une defcente de vents au travers des chairs de la cuiffe, un friffonnement dans le dos & les reins, un pouls fébrile, des inquiétudes dans les environs du cœur, des défaillances, un fommeil inquiet, un engourdiffe-ment, un fourmillement dans les arti-culations, perte d'appétit, naufées, une efpèce de convulfion dans les gras de jambes, vomiffemens; ce qui arrive dès que l'humeur fe porte aux parties internes, & tous ces accidens ne peu-vent avoir d'autre caufe qu'une contrac-tion fpafmodique, & le dérangement de la circulation qui en eft la fuite; & toutes les fois que la matière féreufe, âcre & corrofive eft repouffée des parties affectées aux parties nobles du dedans, foit par un mauvais traitement, foit par quelque autre caufe nuifible, elle y produit des douleurs vives & des fpaf-mes.

Mufgrave divife la Goutte en Goutte première ou héréditaire, en Goutte feconde ou symptomatique ; il dit que plus quelqu'un , en naissant , participe du virus goutteux de ses pères , plus il en est incommodé.

Il dit que la seconde dépend des miasmes arthritiques cachés dans le sang , & qui se développent à la suite de quelques maladies aiguës ou de quelque remède contre-indiqué : telle est la Goutte scorbutique, mélancolique , celle qui succède à la vérole , à l'asthme , à la fièvre , à la colique & aux maladies de la peau, aux pâles couleurs , hydropisie , flux hémorrhoïdal & flux menstruel.

Il dit encore que celle qui paroît à la suite des maladies ci-dessus rapportées , n'attaque que les personnes foibles & délicates & d'un âge avancé , & que celle qui vient après une transpiration supprimée , après des excès , ou pour avoir eu les pieds mouillés à la chasse , &c. n'attaque que les personnes robustes & peu avancées en âge.

Le célèbre Baynard a démontré, par ſes expériences ſur les urines, qu'il s'y trouvoit une trentième partie d'un ſel alkali : d'où il conclut que ce ſel âpre, aigu, piquant & irritant, retenu dans le ſang au moyen d'une humeur pituiteuſe & gluante, venant à ſe développer à la première occaſion, cauſe des douleurs & des tumeurs, ſoit dans les articulations, ſoit dans les membranes, tendons, ligamens, &c. & de la qualité & de la quantité de ces ſels les accès de la Goutte ſe manifeſtent.

Dès que ces ſels, enveloppés dans des humeurs viſqueuſes, ſont briſés & atténués, & que cette humeur ſe digère & qu'il ſurvient une tranſpiration, la douleur ceſſe, le mouvement de la partie ſe rétablit, & le malade revient en ſanté ; il arrive le contraire dans un traitement oppoſé à cette indication de la nature.

Dans la Goutte froide, les douleurs ſont moins violentes, & il y a moins d'inflammation que dans la Goutte chaude, pourvû qu'il n'y ait point de complication vénérienne ou fcorbutique; mais les paroxifmes y font plus longs.

La Goutte paroît plutôt en Hyver & en Automne que dans les autres faifons, parce que ce tems eft plus propre aux fluxions.

Il dit aüffi que le rhumatifme eft occafionné par un froid qui retardant la circulation dans les vaiffeaux capillaires des mufcles & de leurs membranes, occafionnent des engorgemens & des tumeurs, & font reffentir les douleurs les plus aiguës ; les vieillards y font fort fujets, parce qu'ils abondent en une pituite craffe & gluante qui reffemble à de la cire que l'on injecteroit par une feringue.

Default, Profeffeur de Bordeaux, établit, pour caufe de la Goutte, une tranfpiration fupprimée, & il dit : Cette partie du corps humain devenue dure

& ridée par le penchant de l'âge , ou obſtruée par les fautes qui procurent la Goutte , ſont propres à diminuer l'inſenſible tranſpiration ; ſes tuyaux excrétoires ſont la plûpart ſans uſage ; la matière qu'ils verſoient eſt retenue peu-à-peu , circule avec le ſang & les autres liqueurs , ſe mêle avec la lymphe que la nature fait couler dans les articles , pince par ſa ſalure les membranes & les tendons qui y aboutiſſent , & cauſe cette vive douleur que l'on nomme Goutte.

Les pieds ſont ordinairement les premiers attaqués , parce que les tuyaux de cette lymphe y ſont en plus grand nombre.

Comme chaque dépôt ſur les articles laiſſe à la fin quelque lie ou marc qui forme une eſpèce de concrétion qui augmente couche ſur couche à chaque attaque , il ſe forme des matières tophacées qui bouchent l'orifice de ces tuyaux , alors a matière de la Goutte ſe porte ſur les autres articles, où elle trouve moins de résistance, & y produit par succession d'attaques, les nodosités comme elle a fait aux pieds ; enfin, ne trouvant plus d'issue dans les articulations, soit supérieures, soit inférieures, elle se dépose sur les viscères, & cause ce qu'on appelle Goutte remontée.

Sentiment de l'Auteur.

Ayant fait une compilation des sentimens de ces Auteurs, l'on voit qu'ils conviennent entr'eux que la Goutte dépend d'une humeur âcre ; les uns y ajoûtent des sels tartareux, d'autres des sels acides, des sérosités âcres & salées, une abondance de sels alkalis, &c. Mais toutes ces différences ne les éloignent pas du principe ; ils ne prétendent pas que cette maladie prenne son origine dans la lymphe ou dans quelque autre humeur qui se sépare du sang, mais dans le sang même qui leur communi-

que toujours les qualités âcres ou balfamiques.

Je dis que les Goutteux apportent ce
virus en naiffant, de la même façon que
l'on naît fcorbutique, fcrophuleux, &c.
Ce que j'établis par l'expérience la plus
claire.

L'on voit tous les jours des perfonnes
qui doivent le jour & la Goutte à leurs
peres par fucceffion, l'on en voit d'autres qui en font exemptes, & cette même Goutte fe manifefte à la feconde ou
troifiéme génération ; l'on doit conclure de ce raifonnement que le fang
de ceux de la première ou feconde génération n'a pas été entièrement exempt
du virus goutteux ; mais que plus adou-
ci & trop foible pour le manifefter, il
a fallu un long intervalle & un dérangement trop fréquent parmi les hommes, pour fe développer & fe tranfmet-
tre aux générations fuivantes.

Ce que j'ai dit de la Goutte héréditaire, je l'établis fur la Goutte que l'on

nomme acquife, & voici comment :

D'une multitude d'hommes de tout âge, du même tempérament, du même état, & livrés aux mêmes excès, deux ou plufieurs deviendront goutteux, & le refte en fera exempt ; doit-on conclure de-là que la Goutte eft la fuite de ces excès, & pourquoi tant d'autres ne l'ont ils pas acquife ?

Je dis plus, des perfonnes fort fobres, prenant beaucoup d'exercice, n'étant point nés de parens goutteux, le deviennent ; dira-t-on qu'ils doivent cette maladie à la conftitution de l'air, ou à la qualité des alimens ? Dans ce cas, elle deviendroit épidémique, ce qui n'eft pas probable ; & fi elle étoit l'effet du hazard ou du mauvais régime, ne viendroit-on pas à bout de la guérir comme toutes les autres maladies ? Difons donc que ceux qui acquièrent la Goutte, ont apporté cette difpofition en naiffant, qu'elle dépend de la qualité du fang qu'ils ont reçu de leurs peres, qui par des excès en tout genre , en ont diffipé les parties les plus douces & les plus balfamiques , & leur ont communiqué des principes âcres & corrofifs , qui ne fe développent ordinairement qu'à l'âge de trente ans , foit parce que avant ce tems les humeurs font deftinées à la nourriture & à l'accroiffement des parties , foit pour avoir ufé de la vie de bonne heure , ou parce que la peau plus refferrée à cet âge que dans l'adolefcence , rend la tranfpiration plus difficile & moins abondante.

La tranfpiration fupprimée procure l'accès, mais ne fait pas naître la Goutte , & il faut néceffairement que le fang ait cette qualité requife pour la produire.

Si la tranfpiration fupprimée en étoit la fource , quel homme dans ce monde feroit exempt de cette terrible maladie ; à qui cette fuppreffion n'arrive-t-elle pas tous les jours , foit en veil-

lànt , foit en dormant ? Chacun eft con-
vaincu de cette vérité par fa propre expérience : il eft inutile que j'en vienne à
de plus longues preuves.

Ce que je dis de la tranfpiration ,
s'entend du flux hémorrhoïdal habituel,
ou du flux menftruel fupprimé , & cela
par les mêmes raifons.

Le principe de la Goutte eft donc
dans le fang , & la lymphe & les férofités qui s'en féparent continuellement,
participent de fes qualités ; comme elles font deftinées à nourrir les tendons,
membranes & ligamens, il eft impof-
fible qu'elles n'y occafionnent de vives
douleurs , fi l'on fait attention à l'ex-
trême fenfibilité de ces parties. Les maladies qui-dépendent de l'acide , comme mélancolie , paffion hiftérique, épilepfie , &c. ont des fymptômes différens , parce que l'humeur eft moins corrofive , moins piquante , elle attaque
les nerfs & les mufcles , fans fe commu-
niquer à leurs tendons.

L'âcreté du fang des Goutteux dépend d'une quantité de fels acides & tartareux , & la férofité qui en eft le véhicule , a une âcreté bilieufe plus ou moins fixe, ce qui produit des diverfités dans la Goutte , & rend la douleur fixe ou vague , & plus ou moins ardente ou inflammatoire.

La preuve de ces fels tartareux fe tire par les ligamens des jointures qui font rongés par le tartre qui s'y arrête , comme les ouvertures en font foi. Il y a plus , la matière plâtreufe qui fe trouve quelquefois en abondance dans les articulations des vieillards goutteux qui ont beaucoup d'acide , eft une preuve évidente d'un fel tartareux , compofé d'acide & de beaucoup de terre.

Les Auteurs ont encore remarqué que les excrémens que rendent les Goutteux, c'eft-à-dire , leurs crachats, leur urine, leur fueur , étant évaporés , ont donné une grande quantité de matière blanchâtre, concretée & en confiftence de tartre.

L'exiſtence d'un ſel fluide tartàréux dans les Goutteux, paroît confirmée par l'obſervation que le trop grand uſage des vins qui contiennent beaucoup de ſuc tartareux, eſt ordinairement très-propre à faire paroître la Goutte, & que l'on peut conclure de même de l'appétit exceſſif & vorace qu'ont les malades, ſur-tout avant l'attaque, & qui eſt ſans doute produit par l'abondance d'une lymphe acide dans les liqueurs ſalivaires & gaſtriques. Ces concrétions ne ſe produiſent point chez tous les Goutteux, ce qui dépend des reſſorts des vaiſſeaux qui ont plus ou moins de force pour les expulſer. Les hommes bilieux, d'un tempérament vif & animé, dont la Goutte eſt plus chaude & plus vague, puiſqu'elle ſe tranſporte d'une partie à l'autre, ont la ſéroſité chargée de ſels âcres, bilieux, ſulphureux, & même alkalis.

Il faut remarquer que ſous les ligamens membraneux, qui affermiſſent

ordinairement les articulations , il y a
une membrane purèment glanduleufe
& véficulaire qui eft le fiége de la fi-
novie , où fe terminent fur-tout dans
l'homme beaucoup de ramifications de
vaiffeaux fanguins , & cette membrane,
par rapport à fa lâcheté , ne fert pas à
l'affemblage des os , mais elle fépare
une efpéce de mucofité femblable au
blanc d'œuf ; il y a d'ailleurs dans les
grandes articulations des corps glandu-
leux revêtus de graiffe , qui féparent de
beaucoup de vaiffeaux fanguins une mucofité femblable, dont l'ufage eft de lu-
bréfier les jointures , & de les empêcher de s'échauffer par le frottement ,
comme l'a montré dans fon Oftéolo-
gie le célèbre Anglois , Clopton Ha-
yers.

Toutes les fois donc qu'une férofité
faline , excrémenteufe, furabondante
dans le fang , defcend par les pores des
glandes trop relâchées , dans les articulations mêmes , non-feulement elle

coagule la mucofité, qui par la fuite fe
réfout difficilement, & fi elle eft en
abondance, elle s'y change enfin en un
corps plâtreux ; mais étant renfermée
entre des membranes d'un fentiment
très-délicat, elle a peine à s'avancer &
à s'évaporer, par rapport à la petiteffe
des pores ; ce qui fait qu'elle caufe des
tourmens inexprimables dans la partie
malade.

La Goutte occafionne deux efpéces
de fiévres, l'une effentielle, & l'autre
symptômatique. La première dépend
de la qualité de l'humeur, & l'autre eft
la fuite des douleurs & des veilles ; au
moyen de la fiévre, l'humeur goutteufe fe diffipe plus facilement, & ce mouvement fébrile n'eft pas inutile ; car
c'eft par fon moyen que les férofités falines excrémenteufes, empreintes d'un
caractère étranger, font en partie chaf-
fées & mifes dehors du corps par les
couloirs & les excrétoires que la nature
a deftinées à cet effet ; ce mouvement

fébrile plus fort que le naturel , qui fe
fait dans les folides & fluides , eft la
vraie caufe des cruelles douleurs & des
fpafmes des extrémités , qui font infé-
parables des accès de la Goutte.

La Goutte eft périodique , & fes re-
tours dépendent de la quantité de l'humeur qui fe développe , quand elle eft
affez abondante ; & elle demeure confondue avec le fang où elle n'occafionne
aucun mouvement , tandis que fes poin-
tes font émouffées , & qu'elle y occupe
un petit volume.

La foibleffe du tempérament & les
fautes dans l'ufage des chofes non naturelles , font paroître la Goutte.

Par foibleffe , l'on entend un défaut
de force & de vigueur dans le tiffu & la
conformation des folides deftinés à con-
tenir les fluides , ou plutôt à produire
les mouvemens vitaux fécrétoires & excrétoires ; foibleffe apportée de naiffan-
ce , & tranfmife par les parens.

De là vient que les peres & meres

foibles & maladifs , comme font les hypocondriaques , ceux qui font fujets au flux hémorrhoïdal , à des maladies irrégulières , les Goutteux , les calculeux donnent le jour à des enfans qui ont de pareilles difpofitions maladives; ajoûtez à cela des fautes effentielles contre le régime , fautes dont l'effet eft non-feulement d'affoiblir & de détruire le ton des parties folides , la force & la vertu fyftaltique des organes ; mais de produire beaucoup de liqueurs crues , intempérées & éloignées de l'état naturel des fucs qui doivent être doux , & de les retenir & les amaffer dans le corps , en conféquence de la diminution des excrétions qui procurent la fanté.

L'abus des plaifirs de l'amour étant propre à diminuer la force & la tenfion des parties folides , nerveufes & motrices , fait paroître la Goutte , car, comme la femence eft le produit d'une lymphe fpiritueufe & fubtile qui fe

trouve

trouve dans le fang , on ne peut la per-
dre fans ôter aux parties fluides leur fub-
tilité & leur douce volatilité , & aux
parties folides leur vigueur & leur ref-
fort , ce qui ne peut arriver fans un
dommage confidérable de toutes les
fonctions du corps , & ce qui a fait dire aux Poëtes qu'elle étoit la fille de Vé-
nus & de Bachus.

Les Goutteux , à raifon d'un fel dé-
lié & irritant qui circule dans leurs vaiffeaux , diffous dans le fang & dans la
lymphe , font d'un tempérament plus
amoureux que les autres , & aggravent
leurs maux.

Le vin , & fur-tout les vins violens,
ou ceux qui font chargés d'un acide tartareux , dérangent le tiffù des efprits
qui donnent le mouvement à notre
corps; parce que les parties fulphureu-
fes du vin fe portent à la tête trop
promptement , ou elles entrent dans les
pores des nerfs , & fe marient aux efprits dont elles dérangent extrêmement

la température par leur crudité & leur caractère hétérogêne , de manière qu'ils
font moins en état de s'acquitter de
leurs fonctions & de régler les mouvemens de la machine. Auffi le vin par
fa matière tartareufe , contribue beaucoup à faire paroître la Goutte , & cette matière qui fe fépare par les excrétions dans les corps bien conftitués ,
féjourne & s'amaffe dans le fang de
ceux qui péchent par la foibleffe des vifcères.

L'yvreffe éteint beaucoup la force
naturelle des efprits , & donne plus
d'épaiffeur à la lymphe déliée , & la
tenfion des vifcères diminuant à pro-
portion , ils ont moins de force pour
faire tranfpirer ce qu'il y a de nuifible &
de pernicieux dans les vins.

Les paffions immodérées ont beaucoup de puiffance pour faire paroître &
entretenir la Goutte ; la raifon de cet
effet eft, quant à la longue trifteffe &
au chagrin, aux inquiétudes , & aux

foins continuels , aux méditations pro-
fondes , qu'en diminuant les forces du
corps , les mouvemens vitaux des liqueurs , & les fécrétions & excrétions , les affections de l'ame fourniffent une matière abondante , c'eft-à-
dire, beaucoup d'impuretés falines, ful-
phureufes de divers genres.

Les mouvemens d'une grande colère
peuvent exciter la Goutte fur le
champ.

La gourmandife , les repas continuels,
lorfqu'on mène en même tems une
vie oifive & fédentaire , l'interruption
des exercices du corps , & un trop parfait repos après une vie agiffante , occafionnent le paroxifme de la Goutte ,
parce que rien n'eft plus contraire aux
excrétions , fans lefquelles la fanté ne
peut fe foutenir, la bonne chére dans
un genre de vie oifive , amaffe une
grande quantité d'humeurs impures qui
produifent par la fuite des douleurs &
des mouvemens fébriles.

C ij

J'ai dit plus haut, en parlant de la Goutte nommée acquise, au sujet des personnes sobres, & qui n'étoient point nées de parens Goutteux, qu'ils en étoient redevables à la qualité des humeurs qu'ils avoient apportées en naiffant, & conséquemment que cette maladie eft héréditaire chez les uns, & que d'autres naiffoient avec les difpofitions qui y font requifes : ainfi fans rien confondre, que l'on me faffe la grace de me fuivre.

Je dis qu'il n'eft pas poffible que cette maladie fe manifefte chez quelqu'un qui n'y eft point difpofé par la qualité de fon fang ; & fans me mettre dans le cas de la répétition, j'appelle les expériences à mon fecours ; car dès que l'on fuppofera que la Goutte peut s'acquérir par les excès, fans admettre une difpofition héréditaire, cette maladie feroit ou deviendroit plus commune que les fiévres dans mon pays, & la preuve de mon raifonnement fe tire d'un

très-petit nombre de Goutteux , si l'on
fait une comparaison exacte.

Voyons les suites d'une transpiration
supprimée , & les avantages de cette
douce évacuation.

Une transpiration continuée fait sortir une grande quantité d'impuretés
aqueuses , salines , vaporeuses , & d'un
caractère fort actif ; dès qu'elle est supprimée , elle peut préparer les humeurs
à la Goutte.

Voici les sentimens de divers Auteurs sur la perspiration. La perspiration seule est beaucoup plus abondan-
dante que toutes les évacuations du
corps réunies.

La transpiration diminue à propor-
tion de l'âge , & elle est plus ou moins
saline.

Chez les vieillards , la toux , les
fluxions , les difficultés d'uriner , les
douleurs des reins & des articles , les
vertiges , les apopléxies , les déman-
geaisons , l'insomnie , la foiblesse de la

vûe, les engourdiffemens, les duretés d'oreilles ; tous ces fâcheux fymptômes reconnoiffent pour caufe la diminution & l'affoibliffement de la tranfpiration. Pendant le froid, la peau eft plus refferrée, & la matière de la perfpiration devient plus craffe, & reflue dans l'intérieur.

Une vie oifive rend les corps pefans & mal aifés, le mouvement fépare les impuretés par la perfpiration : un trop grand repos eft donc la pefte du corps. L'exercice rend les corps plus légers, & toutes les parties, particulièrement les mufcles & les ligamens qui fe débarraffent des matières excrémenteufes par le mouvement qui les prépare à une exhalaifon, ce qui rend les efprits plus déliés.

Les fignes d'une tranfpiration diminuée font le trop d'embonpoint, & la pefanteur du corps.

Le coït immodéré procure chez plufieurs la diminution de la quatriéme partie de la tranfpiration.

La tranfpiration eft plus confidérable cinq ou fix heures après le repas que
quand on le finit.

Ceux qui boivent beaucoup s'affoi-
bliffent, & tranfpirent peu ; & s'ils boivent de l'eau pure à jeun, ils en font in-
commodés.

Une copieufe boiffon d'eau empêche
la tranfpiration.

S'il s'eft formé un amas de mauvais
fucs pendant l'hyver, ces humeurs fe
fermentent, s'agitent & fe putréfient
au printems, d'où naiffent différentes
maladies.

Les corps font moins pefans en été
que pendant l'hyver.

Quoique les humeurs des Goutteux
foient très-groffières, elles ne s'exha-
lent qu'en forme de vapeurs.

Ceux qui tranfpirent beaucoup ont
rarement befoin d'être faignés & pur-
gés, ce que l'on obferve chez les enfans.

Les femmes ne font point goûtteu-
fes pendant le cours réglé du flux menftruel.

Dans tout flux particulier, & les
jours que l'on fe purge, la tranfpiration diminue, parce que tout fe porte
à l'intérieur, & ainfi le relâchement du
ventre occafionne le refferrement de la
peau.

La fueur n'eft point ce que l'on nomme tranfpiration ; mais l'on entend par-
là une vapeur douce & invifible, telle
que celle qui fe fait en hyver, & qui
va jufqu'à cinquante onces par jour,
fuivant les différens fujets.

Les maladies font plus dangereufes
en été qu'en hyver, non point par rapport à l'ufage de différens fruits, mais
par rapport à la tranfpiration, qui,
étant plus abondante dans cette faifon,
& particulièrement pendant le jour, fe
fupprime fouvent tout-à-coup par la fraî-
cheur de la nuit.

Le moindre froid que l'on effuye

dans la nuit en dormant , supprime la tranfpiration, & difpofe les humeurs à la putréfaction.

Ces différens fentimens fur la tranfpiration font d'Hippocrate, Galien , Sydenham, Default , Sanetorius, Dodart, &c. Ils établiffent combien il eft dangereux de la fupprimer , & de quel avantage il eft de la procurer , pourvû que l'on ne confonde pas l'infenfible tranfpiration avec des fueurs abondantes.

Je m'attache ici à Sydenham & à ceux qui ont travaillé fur les ouvrages de ce grand Médecin ; il dit que l'indication qui fe préfente naturellement, eft de ramollir la peau & de la rendre perfpirable.

La nature pendant l'accès de la Goutte , dans la crife qu'elle opère , ne recherche que la perfpiration ; à la fin de chaque petit accès , après une légère tranfpiration, le malade eft foulagé & s'endort.

Toute autre évacuation irrite la Goutte, & l'effarouche, telles que saignées, émétiques, purgatifs, sudorifiques, &c. toutes les préparations chymiques y font contraires.

Dans les fiévres intermittentes, si à la fin des accès la fueur qui furvient eft modique, elle foulage infiniment le malade; mais fi la fueur eft très-abondante, & va trop loin, au lieu de finir l'accès, la fiévre paffe en continue; de même dans la Goutte, une légère moiteur qui paroît le matin, & fe diffipe d'elle-même après chaque petit accès, dont le grand eft compofé, adoucit & foulage, foit la douleur, foit l'inquiétude de la nuit; mais cette moiteur naturelle fe changeant en fueur abondante, la Goutte devient plus opiniâtre & plus farouche.

Si avant l'attaque de la Goutte pendant que l'humeur eft encore confondue dans le fang, l'on procure cette moiteur légère, cette tranfpiration in-

fenfible que la nature appelle à fon fecours , l'on préviendra infenfiblement
l'accès , & l'on épuifera par la même
évacuation que la nature employe lorfqu'elle en fait la crife , l'humeur qui
l'auroit produit de quelque caractère
que l'on puiffe la fuppofer. Cette ob-
fervation prouve l'utilité de mon fpécifique qui agit par la tranfpiration , &
débarraffe peu-à-peu l'humeur goutteufe
par les urines.

Le chagrin fupprime la tranfpiration,
la tranquillité d'ame la rétablit , cela
peut s'entendre de toutes les violentes
paffions qu'il faut bannir.

L'exercice eft un des plus grands &
des plus puiffans moyens , par lequel
on puiffe maintenir une régle égale &
conftante dans l'œconomie animale ;
il contribue à une circulation exacte &
générale de tous les fluides , les humeurs ont un cours libre par les voies
qui leur font deftinées , & débarraffent

les parties du corps qui feroient incom-
modées de leur féjour.

Cet exercice doit être proportionné
aux forces & au tempérament d'un chacun , & l'on ne doit jamais s'éloigner
de ce principe qu'une tranfpiration générale & continuée fait fortir du corps
une quantité d'impuretés aqueufes falines , &c. & qu'une fueur trop abondante, bien loin d'être utile, prive le fang
de fon véhicule, l'épaiffit , occafionne
des embarras nouveaux , & fait naître
des accès plus terribles que les précédens ; je ne confeille donc ni la chaffe
ni la paume , ni le billard, ni aucun
exercice particulier ; qu'un chacun faffe attention à fon âge, à fes forces, &
à l'état où la Goutte l'a laiffé ; mon fentiment eft que l'on doit entretenir le
mouvement de toutes les parties du
corps, ou rétablir peu-à-peu celles qui
en font privées , par un doux exercice,
tel que la promenade à pied, à cheval ,
ou en caroffe.

Cet Ouvrage, concernant les Gout-teux, dont les humeurs ont besoin de beaucoup de ménagement par rapport à leur constitution particulière, je dois leur mettre sous les yeux la nécessité de corriger la qualité d'un sang qui s'aigrit tous les jours par un genre de vie libre; ce que j'établirai par l'histoire de plusieurs qui sont réduits dans l'état le plus affreux ; situation qui peut devenir commune à tous les Goutteux , dès qu'ils feront attention qu'ils ont le même principe dans le sang ; je rapporte donc ici fort à propos les sentimens de M. Malouin, Médecin très-habile. Voici ce qu'il dit sur la qualité de l'air & des alimens.

De l'air.

L'air est la cause de la vie & des maladies ; & notre santé dépend en général plus de l'air que de toute autre chose.

L'air n'est pas seulement nécessaire

notre vie pour la refpiration , il peut
auffi beaucoup fur notre fanté par les
différens dégrés de chaleur , de froid ,
d'humidité , & de féchereffe , dont il
eft fufceptible ; nous fommes effentiel-
lement affectés des changemens qui ar-
rivent à fa pefanteur & à fon ref-
fort.

Il eft fort mauvais pour la fanté de
refpirer un air chargé de la tranfpiration de plufieurs perfonnes , où qui s'eft
enfermé dans un lieu mal propre.

L'air de la campagne eft différent de
celui de la ville; on digère mieux en
campagne qu'en ville , & l'on a meilleur appétit.

Dès que les différentes qualités de
l'air ne font pas proportionnées entre
elles , ou qu'elles ne font pas ce qu'elles
doivent être dans chaque faifon , les
corps en font plus ou moins affectés ,
& elles caufent fouvent des maladies.

Les différentes qualités de l'air produifent des effets relatifs à chaque tempérament, un air groffier & épais eft favorable à quelques-uns , & d'autres ont befoin d'un air vif. Un air marécageux eft toujours contraire.

De l'eau.

L'eau eft l'agent univerfel , non-feulement de la nutrition & de l'accroiffement , mais encore de la génération des corps. Elle a différentes qualités , fuivant les différentes terres qu'elle traverfe , diffolvant & emportant les fels des terres par lefquelles elle paffe , dont elle prend les qualités.

Les bonnes eaux font celles qui font claires, légères, & ont peu de terre , & rien de métallique ni d'étranger.

Les vers qui s'engendrent dans le corps humain viennent le plus fouvent de l'eau , où font communément les œufs de ces animaux. Les enfans y font plus sujets, parce que la chaleur & la douce humidité de leurs entrailles font plus propres à les faire éclore que les personnes d'un certain âge qui ont les humeurs plus âcres.

Toutes les eaux légères ne font pas bonnes, telles font celles de marais, & celles de fumier, l'eau tiéde relâche les fibres trop tendues.

Ce que j'ai dit de l'air & de l'eau me paroît fuffifant pour en diftinguer les qualités, & en faire un choix utile; examinons à préfent la différence des avantages que procurent les alimens tirés des végétaux fur ceux que fournif-fent les animaux.

Des animaux.

L'on retire un très-grand nombre de remédes & d'excellentes nourritures de différentes efpéces d'animaux & de vé-gétaux.

Les animaux en général font plus

fujets à la corruption que ne le font
les végétaux , tout y eft plus en mouvement que dans les végétaux ; les principes des animaux font moins fixes &
plus volatiles que ceux qui compofent
les végétaux ; les animaux qui vivent
d'autres animaux ont naturellement
les principes plus exaltés que ceux qui
vivent de végétaux.

Toute liqueur animale mife fur le
feu , fe gonfle , & monte comme fait
le lait , ce qui prouve fon principe hui-
leux.

Il y a dans les animaux plus ou
moins de falure , & elle diffère dans
les différentes efpéces des animaux ;
tout tend chez eux à la volatilité , foit
acides ou alkalis ; la falure dans la plûpart des animaux , eft de la nature du
fel ammoniac ou de celle du nitre.

Les animaux ont différentes propriétés , pris pour alimens & pour médicamens ; comme les principes dont ils
font compofés diffèrent felon leur âge ,

&c. les jeunes animaux ayant les chairs plus tendres , font en général d'une digeftion plus facile ; & leurs principes étant moins exaltés , ils fourniffent des alimens qui ne fe corrompent pas auffi facilement que ceux que fourniffent les vieux animaux ; c'eft pourquoi le poulet eft plus fain & plus facile à digérer que la poule.

La chair des animaux qui fe nourriffent d'autres animaux eft un aliment moins fain que ceux qui vivent de végétaux, comme la caille qui vit de végétaux eft plus faine que la bécaffe qui vit d'animaux.

Les viandes noires font moins faines que les viandes blanches, le liévre n'eft pas fi fain que le lapin.

Dans les différens animaux d'une efpéce, il y a différence dans la nourriture ; le veau rafraîchit, calme, eft de difficile digeftion pour certaines perfonnes, & lâche le ventre ; le mouton au contraire échauffe, agite, eft de facilé digeftion , & refferre en général.

Les différentes parties des mêmes animaux donnent des alimens qui ont des propriétés différentes ; les poumons font un aliment différent de la chair , & la chair a des qualités différentes de celles des extrémités des animaux qui donnent une efpéce de gelée qui adoucit les âcres.

La différente cuiffon apporte encore de grandes différences dans les alimens par rapport à leurs qualités , on en a un exemple dans les œufs ; un œuf crud eft laxatif, rafraîchiffant , & peu nourriffant ; lorfqu'il eft cuit , il devient nourriffant , s'il eft plus cuit, il refferre & échauffe ; ces chofes qui font d'un ufage commun , mériteroientp lus d'attention qu'on n'en fait.

Des végétaux.

Les végétaux font plus utiles à l'homme que les minéraux , & les animaux

même , puifqu'ils fourniffent le plus
de médicamens & d'alimens. Ils fe
fentent de la nature de la terre qui les
a produits.

Les végétaux ont leurs principes
moins pefans & moins liés enfemble
que les minéraux , c'eft pourquoi les
végétaux font plus diffolubles dans les
corps animés , & peuvent s'y changer
plus aifément en nourriture ou fervir de
médicamens, que ne le peuvent faire
les minéraux , & au contraire , les principes des animaux font plus légers , &
plus fujets à la corruption que ceux des
végétaux qui tiennent le milieu entre
les animaux & les minéraux.

La connoiffance des plantes ufuelles
eft néceffaire pour la guérifon des maladies.

Les alimens tirés des végétaux font
plus fains que ceux que fourniffent les
animaux ; la viande & le poiffon fe
corrompent plus que le pain ; ceux qui
mangent beaucoup de viandes , fentent

ordinairement plus mauvais que ceux qui vivent de végétaux.

Le grand ufage de la viande contribue beaucoup à la corruption ; ceux qui vivent d'alimens farineux & d'herbages font plus forts , & vivent plus longtems , ce qui s'obferve dans les campagnes , chez les Ecoffois , chez les Turcs , dans les Indes , chez les Tartares , &c. qui font plus forts , plus robuftes , & deviennent fort vieux.

Les parties des végétaux qui fourniffent le plus d'alimens , font les grains , les fruits , les herbes , & les racines.

Parmi les grains font les farineux , tels que froment , fegle , orge , ris , avoine , lentilles , millet , &c.

Parmi les herbes & les plantes , je confeille l'ufage de celles qui nous font connues , & qui font très-faines , telles font , la chicorée , le creffon , le cerfeuil , les oignons , la pinprenelle , les poireaux , la poirée , la laitue , les épinars , l'ozeille , la bourache , la buglof-

se , la fumeterre , le céleri , cercifix ,
la scorsonére , le chien-dent , les herbes balsamiques , les panais , les asper-
ges , les pois , les courges , les aricots,
les artichaux , les cardes , le raifort , le
pourpier , l'aubergine , & autres plantes qui ont de très-bonnes qualités , &
dont les noms varient dans les différens
climats.

Parmi les animaux , les écrevisses &
les grenouilles donnent une nourriture
fort légère.

Les fruits ont des qualités rafraî-
chissantes & laxatives , il faut en sça-
voir faire le choix. Les meilleurs pour
la santé sont la cerise , la fraise assai-
sonnée , la figue , le raisin , les amandes , les poires; les fruits d'hyver sont
fort sains , étant cuits & sucrés : l'on
doit faire peu d'usage des fruits grave-
leux , des melons , pêches & prunes.

Le goût des viandes assaisonnées ,
des vins & des liqueurs , l'emporte sur
les réflexions que l'on pourroit faire de

l'utilité des végétaux qui font moins agréables, & fur le choix d'une efpéce de vin de bonne qualité, dont l'on peut ufer modérément & bien trempé; je dois cependant prévenir ceux qui font attaqués de la Goutte, qu'ils ne peuvent être trop circonfpects dans le choix de leurs alimens, fans interdire l'ufage des viandes & du vin; ils doivent s'attacher à la qualité, & l'affaifonnement le plus falutaire eft bouilli, rôti & le poiffon frit.

Des minéraux.

Les minéraux ont des qualités plus ou moins actives & corrofives, & toutes les préparations chymiques n'enlevent point le principe. Ils fourniffent de très-grands remédes, mais il faut être très-prudent dans leur adminiftration, & ils conviennent peu aux Goutteux.

Tous les Chymiftes s'accordent à dire que les métaux font compofés de foufre & de vif-argent, parce que tous les deux fe trouvent dans les mines joignant les métaux, & que d'ailleurs les métaux fe réfolvent en l'un & l'autre principe.

Le foufre eft une graiffe endurcie dans les entrailles de la terre par la chaleur célefte ; quand il n'a point paffé par le feu, on le nomme foufre vif. Il vaut mieux que celui qui eft artificiellement cuit au feu, il eft de fubftance ténue, aërée, capable du feu, pourvu de faculté déterfive, attirante & digérante, & d'odeur forte & défagréable, de température chaude & féche ; il y en a de couleur jaune, rouffe, grife & rougeâtre.

Le vif-argent eft une eau vifqueufe, affemblée avec une terre blanche très pure ; celui-là eft comme germe paternel, & celui-ci comme femence maternelle des métaux qui fe forment dans la matrice de la terre.

Il y a fix métaux, l'or, l'argent, le cuivre, le fer, le plomb & l'étain.

L'or eft le plus parfait de tous les métaux, engendré de foufre rouge, très-pur & très-fubtil, & de mercure très-pur, rouge, & non brûlant.

Le métal qui fuit l'or en bonté, eft l'argent, procréé de vif-argent pur & de foufre luifant & blanchâtre.

Le cuivre eft un métal engendré de foufre rouge & épais, & de vif-argent le moins épuré; le fin cuivre eft rouge, & s'appelle rofette; les Latins l'appellent *cuprum quafi Cyprium*, parce qu'il a été trouvé en l'Ifle de Chypre.

Le fer eft un métal engendré de vif-argent le plus impur, mêlé avec foufre épais, craffeux & brûlant; le naturel fe trouve aux mines en grains & en maffe; on le fond aux forges, & on le met en forme de barres, plaques & lames.

L'acier, dit des Grecs, *Chalibs*, eft

D

un fer, qui de fa nature eft très-dur, ou qui a été endurci par artifice.

Le plomb eft un métal livide, participant de bien peu de blancheur, engendré de vif-argent craffeux & limoneux & de foufre impur.

L'étain eft un métal compofé en fa fuperficie, de vif-argent blanc, & au dedans, de vif-argent rouge & de foufre. La mixtion de plomb & d'étain s'appelle biffemur.

Je ne parle point des autres minéraux, comme l'antimoine qui fournit de grands remèdes ; & des fels, comme le nitre qui entre dans un nombre de préparations chymiques ; je dis feulement que toutes ces préparations ont des qualités contraires à la Goutte.

Du lait.

Le lait adoucit infenfiblement les âcres des humeurs ; il les corrige & en même tems les renouvelle, parce qu'il

fournit une nourriture faine pendant
que les vieilles humeurs âcres fe diffi-
pent peu-à-peu par les couloirs du
corps.

Il y a des tempéramens auxquels le
lait eft contraire, tels font les pitui-
teux, ceux qui ont beaucoup d'embonpoint, ou dont les vaiffeaux font naturellement petits ; il eft pernicieux aux
vaporeux, aux mélancoliques, & à
ceux qui n'ont pas les couloirs du bas-
ventre libres, comme ceux qui font obf-
trués ; il ne convient point aux épilep-
tiques, à ceux qui ont des étourdiffe-
mens ; le lait eft incompatible avec la
fiévre, autre que celle de confomp-
tion, fiévre lente & pulmonique.

La meilleure façon de le prendre eft
de le faire bouillir, & d'y délayer un
peu de miel & de fucre, pour en faci-
liter la digeftion.

Ceux chez qui il ne paffe pas bien,
le couperont avec ma ptifane.

L'on ne doit point en faire ufage, fans

s'y être bien préparé ; le lait le plus nourriffant , eft celui de vache ; ceux de brebis & de chévre tiennent le fecond rang , & celui d'âneffe eft le plus féreux & le plus léger. Il convient à la Goutte.

Le petit lait clarifié convient à ceux qui ont les humeurs âcres , échauffées, & dépourvûes de féroſités.

Que les Goutteux ne fe perfuadent point que le lait eft un fpécifique dans leurs maux ; s'il procure des foulage- mens à quelques-uns , il eft contraire à-pluſieurs autres , ce que je prouverai dans l'Hiſtoire de mes Goutteux ; d'ail- leurs , il ne fuffit pas , pour faire paffer le lait, de s'y préparer & d'obferver le régime dans les alimens, il faut que l'efprit foit tranquille , & ne foit point agité par les paffions de l'ame , comme le chagrin , la colère., la fatigue , la trop grande application , qui tous réu- nis ou féparés , augmentent l'âcreté du fang par la diffipation des efprits ; l'on doit faire attention que le lait, qui a de

fort bonnes qualités , en a de très-per-
nicieuses , dès qu'il est contre - indiqué : son usage n'est donc pas indiffé-
rent.

Des vins.

Quoique la Goutte ait été décrite la
maladie des Grands , la façon de vivre,
le luxe & les excès introduits dans tous
les différens états , ont rendu cette maladie très-commune ; je ne conseille-
rai donc point particuliérement l'usage
des meilleurs vins de Bourgogne , qui
ont des qualités fort estomachales, pourvû que l'on en prenne modérément ;
mais un chacun pourra faire usage de
ceux qui croissent dans son pays , ayant
soin de choisir les plus mûrs , les plus
légers , & les moins violens ; ceux qui
habitent les pays où les vins ont le plus
de force , en feront moins d'usage , &
les tremperont davantage.

Si l'usage immodéré des vins est contraire aux Goutteux , quel effet peuvent-

ils attendre des vins de liqueur , &
particuliérement des liqueurs?

L'on ne peut prescrire rien de particulier sur l'usage du vin , par rapport à
la différence des climats & des tempéramens ; mais en général , ceux des
pays chauds en useront moins que ceux
qui habitent les pays froids ; les vieillards , plus que les jeunes gens , & ceux
qui travaillent beaucoup d'esprit , se-
ront plus modérés que ceux qui font
un grand exercice du corps. Il faut ordinairement le boire avec beaucoup
d'eau.

Les vins de Champagne transportés,
occasionnent des accès de Goutte , ce
qu'ils ne font point dans le pays.

Le caffé met le sang en mouvement:
je ne dis rien de particulier sur son usage , parce qu'il ne convient pas à tous
également.

L'on est dans le préjugé qu'il n'y a
point de remède assuré contre la Goutte ; je conviens avec toute la Médeci-

ne , que l'on n'en fuppofe aucun qui
guériffe radicalement ; mais nier les
vertus de quelques remèdes qui affu-
rent les foulagemens de cette maladie,
parce que l'on ne voit pas comment ils
peuvent agir , eft une opinion très-pré-
judiciable en Médecine , & très-con-
traire aux intérêts de la fociété ; on de-
vroit au contraire être porté à adopter
un remède qui a pour lui l'expérience
& le raifonnement.

L'on ne guérit point de cette maladie,
parce qu'elle eft très-difficile , & qu'elle
demanderoit un tems infini ; le malade
eft impatient, & veut être guéri promptement ; les Médecins s'attachent
moins au traitement de cette maladie ,
parce qu'ils connoiffent l'injuftice &
l'ingratitude des malades ; j'en éprouve
tous les jours des effets chez des Particuliers qui exigent de mes remèdes, les
qualités les plus merveilleufes , fans
vouloir s'affujettir à aucune efpéce de
régime, préférant les tourmens les plus

inouis à une gêne momentanée ; & le
Public , qui fe laiffe prévenir , & qui
juge fur les apparences , condamne un
remède qui auroit produit des effets
auffi affurés fur ces malades peu dociles , que fur beaucoup d'autres réduits
depuis plufieurs années fur leur grabat,
& que l'excès de leurs maux a preffé de
fe conformer aux avis du Médecin ,
dont ils reffentent tous les avantages.

Je viens à la preuve de l'inutilité
des remèdes que l'on a employés jufques à ce jour pour le foulagement de
la Goutte , & de leurs dangereux effets ; je me contenterai de donner quelques copies conformes aux originaux ,
pour ne pas groffir cet ouvrage , me pa-
roiffant très-inutile d'en citer un plus
grand nombre ; qu'un chacun obferve
ce qui lui eft propre , & s'attache à la
conformité des exemples. Les faits que
je cite font très-inftructifs , & les Particuliers que je nomme ne feront pas

fâchés de trouver dans le détail de leurs maux , & dans l'explication des différens remèdes qu'ils ont inutilement employés , les moyens de convaincre leurs confrères , & d'empêcher qu'une femblable confiance les réduife au même état.

Si mes remèdes ne peuvent procurer la cure radicale de cette maladie , ils ont l'avantage fur tous ceux que l'on ordonne , de foulager réellement , d'adoucir les humeurs , d'en corriger les qualités , & de ne nuire en aucun cas.

FAITS DE PRATIQUE.

PREMIÈRE LETTRE.

M. Roche , Curé d'Aurce-Néreftang en Velay. Du 12 Décembre 1757.

LE malade qui confulte eft âgé de 55 ans. Il eft d'une famille attaquée de la Goutte , fon pere en eft mort à

l'âge de 75 ans. Le Confultant n'a reffenti aucune douleur de Goutte jufqu'à l'âge de 36 ans ; mais il étoit très-
fujet aux maux de gorge ; d'ailleurs,
robufte & d'un bon tempérament, fans
jamais avoir fait d'excès pour le vin ,
ni autres. En 1738, il reffentit une
grande douleur à la cheville extérieure
du pied gauche ; cette attaque dura environ trois femaines ; quinze mois
après, il eut une feconde attaque aux
deux pieds, & pendant dix ans il a eu
des paroxyfmes, tantôt à la fin de l'automne, tantôt au mois de Janvier; les
pieds & les mains furent fucceffivement attaqués, & la maladie faifoit
toujours de nouveaux progrès, quoique fa façon de vivre fût égale. En
1748, la Goutte eft devenue plus fé-
rieufe, plus cruelle & plus longue,
les douleurs fuivirent toutes les articulations. Il a un nodus au petit doigt de
la main droite, il n'a jamais reffenti
de graviers dans la veffie, ni d'ardeurs

d'urine, il a paſſé juſqu'en 1754, ſans faire aucun remède, & les progrès que la maladie faiſoit, le déterminerent alors à conſulter deux habiles Médecins qui lui conſeillerent de prendre le lait de chévre pour ſe préparer aux eaux de Vals. A la fin de Mai 1754, il le prit après s'être fait ſaigner & purger ; mais le lait lui donna une légère attaque de Goutte ; il fallut l'interrompre , & le repurger ; juſques-là il n'avoit eu aucune attaque dans la belle ſaiſon. Le 23 Juillet 1754, il commença à boire les eaux de Vals tranſportées ; & après ſept jours, la Goutte revint aux deux pieds ſucceſſivement ; il ſe repurgea quatre jours après cette attaque ; quinze jours après la Médecine , il lui prit des coliques violentes , on le ſoulagea par des lavemens, & on le repurgea avec une ptiſane Royale & une autre médecine : il commença enſuite l'uſage d'un opiat compoſé par le Frère Joubert , Bénédictin Réformé , Pharmacien à

Notre-Dame d'Ambournay ; & il ufa
de cet opiat jufqu'au 6 Janvier 1755 ,
reffentant toujours quelques légères
douleurs de colique ; mais ledit jour ,
la Goutte le reprit aux pieds & aux
mains, plus forte que jamais ; il ceffa
l'ufage de l'opiat, & fut pendant trois
mois & demi fur le grabat ; il paffa le
refte de l'année toujours bien foible
fur fes jambes , & reffentant toujours
quelques coliques ; la Goutte a enfuite remonté , il a eu de violentes coliques & des vomiffemeus , le vifage
lui a enflé à deux ou trois reprifes ; &
la colique toujours opiniâtre , il s'eft
purgé avec le fenné , la rhubarbe , & la
manne, dont il a été fort incommodé ;
il s'eft repurgé avec la manne dans du
petit lait, qui l'a bien mieux purgé ,
& fans mettre les humeurs en mouvement ; il a fait quelques autres remèdes avec auffi peu de fuccès ; le malade prie M. de Mongerbet de lui dire

ſon avis, ayant en lui une entière confiance, &c.

Roche, Curé d'Aurce-Néreſtang, près le Moniſtrol en Velay.

II. LETTRE.

M. Garnier, Chanoine de Cernon, près Corbigny, par Nevers, le 19 Février 1758.

Je ſuis âgé de 65 ans ; il y a quinze ans que je ſuis attaqué & tourmenté de la Goutte au moins deux fois l'année ; depuis environ trois ans, une éréſipelle s'eſt miſe de la partie avec la Goutte ; quelques Médecins m'ont conſeillé la ſaïgnée, ſur-tout quand la fiévre me ſurvient ; je m'en trouve aſſez bien pour le moment, mais mes maux augmentent chaque jour ; je ne peux faire uſage des purgatifs, ſoit en boiſſons, ſoit en bols ; je vomis toujours les liquides, & je ne peux avaler les ſoli-

des. J'ai employé toutes fortes de remèdes intérieurs, ainfi que bien des topiques, fans foulagement ; je fuis obligé d'avoir recours, dans les grandes
douleurs, à l'opium préparé qui enchan-
te mes douleurs pendant quelques heures
feulement. Je vous prie de m'inftruire
des qualités de votre prifane , &c.

Garnier , Chanoine de Cernon.

III. LETTRE.

*M. Bottier , Chirurgien de Bourg , le 15
Avril 1758.*

La perfonne pour qui je vous écris
eft un jeune homme âgé de 18 ans ; il
fe plaint de douleurs extrêmement aiguës dans les articulations, qui commen-
cerent en 1753 , après avoir reçu la
pluie pendant trois jours en allant voir
fa mere. La douleur commença aux
deux pieds que l'on fit d'abord parfu-
mer avec de la poix-réfine ; il fut un

peu plus tranquille pendant quelques jours ; il fut enſuite attaqué de douleurs générales , ne pouvant ſe remuer ni agir en aucune manière , on l'amena à Bourg dans l'hyver de 1754 , où il fut calmé pendant quelques mois ; les douleurs revinrent enſuite ſur tout ſon corps ; il ſe mit pour lors à l'Hôpital , où il eſt encore ; on le mit premièrement aux remèdes généraux , & on le fit paſſer à l'uſage du petit lait , avec quelques ſuccès juſques à l'entrée de l'automne , & alors il ſouffrit avec la même violence : on lui fit prendre la ptiſane ſudorifique avec fort peu de ſoulagement , & il paſſa une année avec une alternative de maux exceſſifs & de tranquillité ; l'année ſuivante , on lui fit faire uſage de racines d'ariſtoloche ronde , de gentiane , de feuilles de germandrée & de petite centaurée qu'il prit pendant trois mois de ſuite , avec toujours fort peu de ſoulagement ; mais enfin il ne voit aucun amandement ;

il porte les pieds , tantôt en-dedans ,
tantôt en-dehors. Les douleurs fe font
reffentir aux bras , aux épaules , aux
genoux , aux pieds , & n'ont aucun
endroit fixe , étant quelquefois particulières , & le plus fouvent générales ,
&c.

Bottier , Chirurgien de Bourg.

IV. LETTRE.

*Pour M. Siffaud, Profeffeur en Médecine
à Orange , le 30 Octobre 1758.*

Nous avons ici un Médecin , dont
la trifte fituation intéreffe infiniment
toute notre Ville ; il eft âgé de 45 ans ,
il y en a 25 qu'il a reffenti les premières
attaques de Goutte ; mais elles n'étoient
pas violentes , & duroient peu ; depuis
dix huit ans il en eft tourmenté de la
façon du monde la plus cruelle ; elle le
retient périodiquement tous les ans ,
cinq ou fix mois dans le lit , avec des
douleurs extraordinaires qui ne lui don-

ment prefque point de relâche ; ordinairement fa Goutte commence à quelques jointures , foit du poignet , foit
du coude , ou ailleurs , paffe enfuite
aux épaules , defcend aux genoux &
aux pieds , & ne le quitte point qu'elle
n'ait fucceffivement parcouru toutes les
parties de fon corps , & fouvent trois
ou quatre parties à la fois : fa Goutte
eft encore quelquefois accompagnée de
très-violens maux de tête , occafion-
nés , foit par la vivacité des douleurs ,
foit plus vraifemblablement par les in-
fomnies qu'elles lui procurent ; un de
ces maux de tête l'engagea à fe faire
faigner au pied , il fe trouva plus mal
que jamais ; la cuiffe & la jambe gauche enflerent confidérablement, le ventre fut tendu , & l'humeur goutteufe
ayant paffé dans l'intérieur , il fentit des
douleurs d'eftomac extraordinaires. Il a
employé les amers & les apéritifs , il a
pris le lait de vache , de chévre , d'â-
neffe , bouilli , coupé , écrémé , & enfin

de toutes les façons , fans aucun fuccès ; auffi n'eft-il porté pour les remèdes , pour lui ni pour les autres ; il
vous prie cependant de lui donner des
éclairciffemens fur les qualités de votre
ptifane , &c.

Du Flandray pour M. Siffaud , Pro-
feffeur en Médecine à Orange.

V. LETTRE

M. Violleau , Curé de la Fougereufe ,
près Angers , le 23 Mars 1759.

J'ai près de quarante-deux ans, mon
grand-pere & mon pere étoient Goutteux , & mon pere mourut d'une révolution de Goutte. Je fus attaqué dès
l'âge de dix-huit ans d'une anxieté ou
oppreffion habituelle fur la poitrine ;
d'abord on regardoit cela comme une
efpéce d'afthme ; dans les accès violens , on me faignoit du bras, ce qui
me foulageoit un peu pour le moment;

la fuite a fait voir que c'étoit une humeur goutteufe , l'exercice & la tranfpiration m'en délivroient prefque pendant la belle faifon ; je paffai environ
dix ans dans cet état ; à cette infirmité
près , je me portois affez bien , j'avois
de l'embonpoint & un grand air de fanté ; j'ufois beaucoup de thé , de caffé ,
& fucreries , chofes qui m'étoient très-
nuifibles , comme l'expérience me l'a
appris depuis. Et j'employois à des étu-
des très - férieufes & très fatiguantes ,
tout le tems que je pouvois ôter à mes
devoirs. A l'âge de 17 ans, je devins
fujet à des coliques violentes , dont
j'eus trois ou quatre accès qui penfe-
rent m'emporter ; les lavemens me ti-
rerent d'affaire , & je me trouvai prefque délivré de mon vieux mal ; l'humeur fe jetta dans le ventre. Quelque
tems après être délivré de mes coliques , je commençai à fentir quelques attaques de Goutte aux pieds , les
accès devinrent plus forts , & j'étois

fujet à des fueurs très-abondantes, particuliérement pendant mon fommeil.
Il y avoit deux ans que je n'avois eu la
Goutte, lorfque dans le Carême de
1757, je tombai dans une langueur &
un mal-aife que je ne fçaurois définir,
dégoût, foibleffe, & enfin le dénoue-
ment fut une efpéce de fyncope apo-
plectique ; je tombai de ma hauteur,
fans connoiffance ; l'on m'approcha
quelque liqueur fpiritueufe, & je re-
vins fur le champ. Je fus faigné deux
fois au bras, le tartre émétique & le
purgatif furent prefcrits ; je fus mieux
pendant quelque tems. J'eus un accès
de Goutte qui paffa brufquement dans
huit jours ; je fus enfuite attaqué d'une
anxiété ou contraction à l'eftomac, ae-
compagnée de friffons, inquiétudes ,
vapeurs, intermittence du pouls, mouvemens convulfifs ; je me fis faigner
& purger avec une médecine ordinaire ; ne trouvant point de foulagement,
je pris le tartre émétique ; ce traitement

irrégulier ne fit qu'augmenter l'éréthif-
me de l'eftomac , & de tous les folides , fur-tout du genre nerveux ; depuis
ce tems-là , je fuis toujours tourmenté
de douleurs d'oppreffions à la poitrine,
à l'eftomac, au bas-ventre , maux de
tête , menaces d'apopléxie , &c. Le 7
Février 1758 , j'eus un accès fi violent,
qu'on me regarda comme mort, c'é-
toient les plus vives douleurs à la poitrine, à l'eftomac, & au ventre : la dif-
ficulté de refpirer , la fuffocation & le
ferrement de cœur étoient fi grands ,
que je ne puis comprendre comment je
n'y fuccombai pas ; on me faigna deux
fois au bras ; le lendemain je fus foulagé : deux jours après tout le mal me
monta à la tête , & me remit dans le
même danger qui me dura cinq jours ;
il me furvint des fueurs qui me fou-
lagerent. Enfin , j'ai employé , pendant ces différens accès , les faignées ,
purgatifs , émétiques, les ptifanes , les
eaux de Vichy , les cautères, les véfi-

catoires, &c. & tout cela fans aucun fuccès ; je peux même dire que ces dif-férens remédes ont aigri mon mal, & m'ont laiffé dans la fituation la plus cruelle & la plus trifte.

Violleau, Curé de la Fougereufe, à pré-fent à Angers.

VI. L E T T R E.

*Le Vicaire d'Argentan en Normandie,
le 18 Janvier 1760.*

Il y a quelques trente ans & plus que je fuis dans les fers de la Goutte, & il y a environ douze ans que je fuis dans une fituation fort trifte d'un reméde que l'on me fit dans ce tems : je fus attaqué de la Goutte aux Fêtes de la Pentecôte, & ayant fenti un point de côté avec des crachats mêlés d'un peu de fang, on m'appliqua fur le côté un cataplafme fait avec la verveine, le blanc d'œuf & du levain, qui, la premiere nuit, tira un

peu d'eau rouge ; mais ayant été renou-
vellé, la ferviette qui étoit en quatre, fut
la feconde nuit comme trempée dans le
fang, auffi-bien que ma chemife, draps
& matelats, & par-là je me trouvai
guéri du mal de côté, & totalement de
la Goutte ; je fus bien furpris au bout
de huit jours de me voir enflé, ce qui
augmenta au point que je ne pus vêtir
mes habits ; je fis venir alors le Médecin qui me traita comme attaqué d'une
hydropifie de poitrine, & me donna
les remédes en conféquence ; je vous
dirai que les eaux manquerent la nuit
de m'étouffer deux fois, ce qui m'o-
bligea à paffer pendant deux mois les
nuits dans un fauteil : voyant que je
n'avançois pas en guérifon, j'écrivis à
un Médecin, mon camarade d'étude,
qui raifonna différemment, & attribua
cette révolution à une humeur de Goutte, dérangée par le cataplafme ; nouveaux remédes, pendant lefquels la
Goutte fe fit fentir très-violemment,

ce qui diminua le volume des eaux qui tomberent fur les pieds , & je n'avois plus les jambes enflées que les foirs ; mais depuis ce tems de douze ans , je n'ai point de force dans les jambes, les cou de-deux-pieds , roides , ne peuvent marcher que très-diffilement à l'aide d'un bâton ; d'ailleurs , je ne peux plier les doigts des mains par le milieu ; infirmité qui m'a fait quitter le miniftère où j'étois occupé en qualité de Vicaire , &c.

Le Vicaire d'Argentan en Normandie.

VII. LETTRE.

M. le Chevalier de Clary , Lieutenant de Meffieurs les Maréchaux de France , pour la Noblesse , à Provins. Avril 1760.

Ma Goutte eft inflammatoire , anciennement elle ne me prenoit qu'aux pieds , & enfuite aux genoux , & depuis trois

trois ans., elle fe porte par fois dans la
poitrine , & me caufe des maux de tête
violens. Je l'ai eue à l'âge de vingt-deux
ans , mais il n'y a que depuis quelques
années qu'elle m'attaque fouvent & devient plus forte , me faifant garder le lit
ou le fauteuil quatre mois de fuite ; j'ai
quarante-huit ans, & j'en ai paffé vingt-
cinq au fervice. Je fuis d'un bon tempérament , quoiqu'un peu échauffé , &
je fupporte mes maux fort impatiem-
ment; on m'avoit fait prendre les amers
il y a quelques années , qui me firent du
mal au lieu du bien que l'on en atten-
doit , & qui m'ont caufé des vents en
abondance ; ils fe font fentir , fur-tout
quand la Goutte commence à me prendre. Les purgatifs mettent l'humeur en
mouvement, & les plus doux font les
feuls qui me conviennent, &c.

De Clary, Chevalier de S. Louis, Lieu-
tenant de Meffieurs les Maréchaux de
our la Nobleffe.

E

VIII. LETTRE,

M. Molée , Bourgeois de Dijon , le 25 Mai 1760.

Le malade est âgé de 47 ans , attaqué d'un rhumatisme goutteux depuis
huit ans , pour lequel il a eu la facili-
té de faire tous les remédes que l'on lui
indiquoit ; cela n'empêchoit pas que le
mal n'augmentât de jour à autre ; car dans
le principe , cela commença sous le pied
droit du côté du petit orteil , ensuite
cela gagna les deux pieds , les deux genoux , l'épaule droite , la main gauche , & le col ; ce qui lui laissoit une
peine infinie à pouvoir marcher : en-
nuyé d'une si triste situation , on lui
conseilla d'aller prendre les eaux de
Plombiére , ce qu'il a malheureuse-
ment fait il y a deux ans ; pendant l'es-
pace de quatorze jours qu'il en but sept
à huit verres , & jusqu'à douze par jour,
il alla aux étuves , reçut les douches, ce-

qui enflamma beaucoup les parties at-
taquées , notamment les pieds & les
genoux qui enflerent extraordinaire-
ment, ce qui l'obligea de tenir le lit.
Il ne fentit que le col de foulagé : depuis ce tems , s'étant fait tranfporter
dans fa Patrie avec beaucoup de peine,
on lui ordonna de prendre le lait , ce
qu'il a exécuté fans fuccès ; & comme
il étoit violemment tourmenté, on lui
donna une teinture d'olivette pour le
calmer, ce qu'il eft obligé de continuer, fans quoi il eft plus tourmenté qu'à
l'ordinaire. Ces eaux l'ont réduit à tenir
le lit, ayant les pieds, les genoux, & les
mains tendus & pleins de nodus ; en-
forte qu'il ne peut fe remuer & faire
aucun exercice de fes membres ; toujours couché fur fon dos , on ne peut
le lever qu'à l'aide de fix perfonnes ,
& avec des alaifes ; toutes les parties de
fon corps font defféchées , il eft prefque continuellement en fueur , &c.

Molée , Bourgeois de Dijon.

IX. LETTRE.

M. Henry Hault, Imprimeur de la République de Fribourg en Suisse, en Mai 1758.

Je ne peux précisément vous rappeller l'époque de mes maux. La Goutte m'a pris avant l'âge de trente ans, & les premiers accès ont été assez simples, & se succédoient tous les ans, & quelquefois plus tard ; je suis actuellement retenu dans le lit ou dans la chambre, depuis douze ans consécutifs ; la Goutte ayant parcouru successivement toutes les articulations, a réflué dans l'intérieur, & n'a épargné aucun viscère, la tête, le col, la poitrine, l'estomac, le bas-ventre, les reins, & enfin m'a mis dans un état difficile à exprimer ; je peux vous assurer que personne n'en a jamais été martyrisé comme je le suis ; apoplé-

xie, paralyfie, efquinancie, inflammation de poitrine, coliques d'eftomac & des inteftins, ardeurs & ré-
tentions d'urines, &c. tous ces fâcheux accidens fe font faits reffentir,
& augmentent par les effets des remédes
que j'ai employés. J'ai eu recours aux
faignées, vomitifs, purgatifs, fudo-
rifiques, amers, & enfin à tous les
remédes que l'on m'a confeillés, fans
en recevoir aucun avantage, me trouvant actuellement plus tourmenté que
jamais, &c.

*Henry Hault, Imprimeur de la Répu-
blique de Fribourg.*

X. LETTRE.

*M. de Malliard de Romon, Ancien
Bailli de Farvagny, à Fribourg
en Suiffe, en 1758.*

L'inutilité d'un nombre de remédes
que j'ai pris pour le foulagement de

ma Goutte m'avoit décidé de n'en faire jamais plus d'ufage. Je vous dirai feulement que tous mes accès actuels font très-violens, ils fe portent à l'eftomac, & me font appréhender pour mes jours. Un Médecin d'Annecy m'ayant promis un foulagement marqué dans l'effet de fes remédes, je lui offris, en cas de réuffite, un fecret contre l'épilepfie, que me donna un Chirurgien-Major étant au fervice d'Efpagne, & dont j'ai vû les fuccès les plus marqués. Je vous en rendrai le maître, fi votre ptifane change ma fituation. Je me décide à la prendre, malgré les inftances de ma famille, étant perfuadé que vous ne l'annonceriez pas, fi elle avoit quelque chofe de dangereux, &c.

De Malliard de Romon.

XI. LETTRE.

M. Bécoftés, Médecin à Mercé, près
Beauvais, en Mai 1758.

La réputation de vos remédes me fait
efpérer d'y trouver un foulagement que
n'a pû me procurer un nombre de remédes, tels que ceux que l'on ordonne
généralement aux Goutteux. Je fuis âgé
de 60 ans, & mes accès font plus fréquens & plus vifs depuis quelques années ; je fuis prefque privé du mouvement de mes pieds, & marche fort
difficilement à l'aide d'une canne, &c.

Bécoftés, Médecin.

XII. LETTRE.

Le R. P. Gabriel de Bourg en Breſſe,
en Avril 1759.

Le dernier accès de Goutte que j'ai
eſſuyé a été fort long & fort vif ; il m'a
laiſſé une ſi grande foibleſſe aux pieds,
que j'ai bien de la peine à marcher ; &
quand il ſe rencontre quelques petits
cailloux, ou quelques corps durs & un
peu élévés, j'en ſouffre conſidérable-
ment ; pendant mes différens accès, j'ai
employé les remédes généraux, tels que
l'on eſt dans l'uſage de les propoſer pour
cette maladie ; je n'en ai reſſenti aucun
bon effet ; je peux même m'en plain-
dre, puiſque je ſuis plus mal à préſent
que précédemment. J'ai confiance en
vous, &c.

Le R. P. Gabriel de Bourg en Breſſe.

XIII. LETTRE.

Le R. P. Fidèle de Meximieux de Bourg en Breſſe , en Septembre 1757.

Je ſuis âgé de 52 ans , & la Goutte a commencé de me viſiter il y a dix-huit ans. Mes premiers accès ont été aſſez ſimples & naturels, & j'avois des intervalles d'un an , & même de dix-huit mois. Dans les commencemens , l'on me ſaignoit & me purgeoit. Mais depuis quatre ans , mon dernier accès m'a totalement eſtropié ; j'ai les pieds enflés , & l'un eſt ouvert , jettant une abondance d'humeurs , mes genoux pliés ſont ſans mouvement , & je ſuis trouſſé & replié dans mon lit ; il y a ſix mois que j'eus une violente fiévre dans l'accès. L'on me fit pluſieurs ſaignées , l'on me donna les vomitifs , purgatifs , beaucoup de remédes particuliers, tels que les diaphorétiques, ab-

E v

forbans, apéritifs, tous les calmans, &
cela ne me fit aucun bien; depuis ce tems,
je suis très-maigre & desséché, n'ayant
aucun appétit, prenant même du bouillon avec peine. Je suis privé du sommeil, & je souffre beaucoup, &c.

*Le R. P. Fidèle de Meximieux de Bourg
en Bresse.*

Quoique je ne cherche point à établir ma réputation par des Certificats
qui paroissent quelquefois mendiés, &
qui annoncent de la présomption, je
ne peux cependant me dispenser de
citer ceux qui sont les plus authentiques,
& les plus utiles à la société, qui en
peut tirer avantage. J'ai reçu beaucoup
de Lettres, & les Particuliers qui me
consultoient s'arrêtant au préjugé, les
uns demeuroient dans le silence; d'autres
commençoient le reméde, & le quit-
toient peu de jours après. Quelques autres le continuoient, n'observant au-

cun régime , & vivant dans les plaisirs.
Et quelques-uns enfin plus dociles fai-
soient honneur au reméde dont ils sont
très-satisfaits. Je n'en citerai que quelques exemples.

PREMIÉRE LETTRE
JUSTIFICATIVE.

J'AI fait un usage de votre ptisane ,
conformément à votre ordonnance. Je
m'en trouve à merveille , mes douleurs
sont dissipées, je dors bien , & ai de
l'appétit , je marche dans ma chambre ; j'ai eu un accès de Goutte il y a
quelques jours ; je tremblois à son ap-
proche , mais il a été fort léger , & j'en
ai été quitte pour la peur , ne m'ayant
alité que trois ou quatre jours , &c.

Henry Hault , Imprimeur de Fribourg
en Suisse.

E vj

II. LETTRE.

Je vous tiendrai ma promesse ; &
dès que je retournerai dans ma Terre
de Romon, je vous enverrai mon se-
cret contre l'épilepsie ; je me trouve
fort bien de l'usage de votre ptisane ;
je vous prie de m'en renvoyer. Long-
tems après l'avoir finie, j'ai essuyé un
accès de Goutte ; il a été bien plus
doux & plus court que les précédens ;
il ne s'est point fait ressentir à l'estomac qui étoit devenu son siége ordinaire ; j'en suis fort content, &c.

De Malliard de Romon.

III. LETTRE.

J'ai pris votre ptisane aussi réguliè-
rement que vous le conseillez ; j'ai pris
de l'appétit, & n'en ai point été incommodé ; les effets m'ont prouvé qu'elle
agit par la transpiration, & facilite l'é-

vacuation des urines. J'ai eu un accès
de Goutte un mois après cet ufage ;
il n'a pas été comparable à ceux qui me
tourmentoient réguliérement en Septembre ; ma fanté eft meilleure que
celle dont je jouiffois depuis long-tems;
le mouvement de mes pieds eft devenu plus libre. Je n'oublierai rien
pour vous procurer la confiance , &c.

Bécoftés , Médecin à Mercé, près Beau-
vais.

IV. LETTRE.

Quelques jours après l'ufage de votre
ptifane , & un doux purgatif , j'ai
commencé à m'appercevoir que le pied
qui m'incommodoit le plus étoit déga-
gé , j'ai continué pendant trois mois ;
& mes forces augmentant chaque jour,
je marche facilement à préfent, & ne
reffens plus de douleurs. J'ai eu un accès de Goutte, étant à Nantua en Bu-
gey , où je prêchois le Carême , ce qui

m'inquiéta beaucoup ; je me trouvai trois prifes de votre Poudre , dont je fis trois bouteilles de votre ptifane ; elle agit fi efficacement , que j'en fus délivré en quatre jours , & continuai ma miffion , ce qui eft connu du Public , & particuliérement de Meffieurs les Bénédictins de Nantua.

Le R. P. Gabriel de Bourg en Breffe.

V. LETTRE.

Je commençai votre ptifane le 8 Septembre , le quinziéme du même mois , je repris l'appétit & le fommeil; le vingt-cinq de ce mois , mes genoux fe déplierent , & je marchai dans ma chambre à l'aide de mes bâtons. Le quatre du même mois d'Octobre fuivant , je defcendis au Réfectoire , & dans le courant du même mois, j'ai célébre la fainte Meffe , au grand éton-

nement de toute la Ville ; ma ſanté &
mes forces ont toujours augmenté , j'ai
eu deux accès de Goutte en 1758 &
en 1759 , qui ne m'ont point fait ſouf-
frir , & n'ont pas été longs ; vous avez
été témoin de celui de 1760 que je
m'étois procuré , en me fatiguant au
confeſſionnal : votre ptiſane en fut le
ſpécifique , je me trouve fort bien ,
&c.

*Le R. P. Fidèle de Meximieux de
Bourg en Breſſe.*

CERTIFICAT DE LYON.

Le nommé Blanc de la petite Sainte-
Foy , près Lyon , âgé de dix-neuf ans ,
& perclus d'un rhumatiſme goutteux
depuis trois ans , fut conduit à l'Hôpital de Lyon , où on lui ordonna bien
des ſaignées ; il fut émétiſé & purgé ;
l'on employa différens appéritifs , &
autres remédes fort inutilement ; comme il avoit les genoux & les jambes

extrêmement enflés, on lui fit des fca-
rifications à un genou, & on y appliqua des emplâtres. Ce traitement,
qui dura près de deux ans, étant infructueux, il fut renvoyé dans fa chaumière. Mademoifelle du Rofet, nati-
ve de Paris, & qui demeure à ladite
Sainte-Foy, extrêmement charitable,
touchée de la mifère de ce jeune homme réduit dans fa chaumière, fur un
peu de paille, lui procura tous les fecours néceffaires pour faire ufage de
ma ptifane avec fruit ; un mois après
ledit ufage, il quitta la maifon, &
alla dans le Village, étant appuyé fur
des bâtons, ne reffentit plus de douleurs, étant précédemment perclus
dans fon lit.

Blanc de Sainte-Foy de Lyon.

VI. LETTRE.

J'étois attaqué d'un Rhumatisme goutteux univerfel, depuis douze années, n'ayant que la tête de libre ; j'ai employé tous les différens remédes méthodiques, & ai même fait quelque ufage de ceux des empyriques, fans aucun fuccès. Les eaux de Bourbon & les douches que l'on m'avoit confeillé, m'occafionnerent les mouvemens convulfifs les plus violens. L'on employa enfuite les cornets, & l'on me tira, par ce moyen, plus de douze livres de fang, ce qui me réduifit dans un état affreux ; de retour à Paris, mon mal continuant avec la même violence, fans me donner de repos, j'ai eu recours à la ptifane de M. *Chavy de Mongerbet*, Médecin, que j'ai continué exactement quelques mois, en obfervant un régime fimple & ufité ; j'en ai reçu des foulagemens

marqués de jour en jour , & aujour-
d'hui je ne reſſens aucune douleur ,
marchant comme dans ma premiere
ſanté , & me porte très-bien. A Par.s,
ce 30 Octobre 1760.

Borel Rogard à l'Hôtel de Narbonne ,
rue Thérèſe.

VII. LETTRE.

J'étois attaqué de la Goutte depuis
pluſieurs années , & particuliérement
depuis dix-huit mois qu'elle ſe por-
toit à la poitrine & à l'eſtomac, ſucceſſivement, ſans me donner de repos;
je tombai même deux fois ſans con-
noiſſance , des accès à l'eſtomac, qui
m'avoient pris en quittant le ſiége du
carroſſe de Monſeigneur le Dauphin.
La Médecine ayant employé inutilement les ſaignées , purgations & différens adouciſſans , j'ai fait uſage quelque tems de la ptiſane de M. *Chavy*

de Mongerbet, qui m'a rendu la santé ; je ne ressens aucune douleur, & je suis de mieux en mieux chaque jour. A Versailles, le 2 Novembre 1760.

Poulain , Cocher du Roi.

Le Sieur Poulain ayant fait usage de ma ptisane balsamique de l'avis de M. Coulom , Docteur - Régent , se purgea sans son avis , & en mon absence , ce qui lui porta sur le champ la Goutte dans les premières voies , & fut bien-tôt rétabli par deux saignées de pied que lui ordonna M. Coulom, lui conseillant de continuer la ptisane.

VIII. LETTRE.

J'avois un accès de Goutte aux épaules , aux coudes , & aux poignets , & j'étois cloué dans mon lit ; mon Chirurgien m'ordonnoit des ptisanes & des cataplasmes de mie de pain &

de lait. Dans cette situation, je pris quelques bouteilles de la ptisane de M. *Chavy de Mongerbet*, qui me procurerent bien-tôt le sommeil & la tranquillité ; le huitiéme jour j'ai été en état de sortir. A Séve, près Paris, ce 20 Octobre 1760.

Le Gris.

IX. LETTRE.

La Goutte avoit commencé de se faire ressentir chez moi, dès l'âge de trente ans, & les accès avoient été très-vifs & très-fréquens. Le dernier accès me rendit perclus de tous mes membres, ne pouvant aller de mon lit dans un fauteuil, & cette triste situation duroit depuis six années consécutives. Je ne peux rappeller les différens remédes que j'ai employés inutilement. J'ai commencé la ptisane de M. *Chavy de Mongerbet*, au commencement du mois d'Août de cette année ; ſes effets ont été ſi heureux , qu'en moins de deux mois , j'ai été en état d'écrire , me promener par la Vil- le , aidé de mes bâtons , & ai déja monté à cheval pluſieurs fois. A Gex , près Genève , ce 10 Octobre 1760.

Poncet.

X. LETTRE.

Je ſuis attaqué de la Goutte depuis vingt ans , avec des accès plus ou moins fréquens & vifs ; j'appris par des écrits publics , que M. *Chavy de Mongerbet* , Médecin de Bourg en Breſſe , avoit compoſé une ptiſane pour ſoulager cette cruelle maladie , & j'en fis venir quelques bouteilles en 1758 , dont je me ſervis dans un ac- cès , & en fus très-ſatisfait ; l'année ſuivante j'en fis encore quelque uſage avec le même ſuccès. M'étant rendu à Paris depuis quelques mois , j'y ai pris un accès de Goutte aux pieds , aux genoux. Ne croyant point M. de *Mongerbet* dans cette Ville , un Aventurier vint me propofer un onguent pour me guérir , ce que j'acceptai ; à la feconde friction la Goutte me remonta aux épaules , aux coudes , & aux mains , & je reffentis un feu & un déchirement fur la peau , particuliérement à la poitrine. J'envoyai au logement ordinaire de M. de *Mongerbet*, qui , fe trouvant à portée de me fecourir , me vint voir , & m'ordonna fa ptifane ; je fus tranquillifé dès le troifiéme jour ; & l'accès diminuant de jour en jour , j'ai été bien-tôt entiérement rétabli. A Paris, ce 22 Novembre 1760.

Morier de Monbrifon, rue des Tournelles , chez M. Dufaut , Loueur de Carroffes.

XI. LETTRE.

J'avois fait ufage de différens remédes pour calmer ma malheureufe
Goutte , & cette variation , au lieu
de me foulager , paroiffoit augmenter
mes maux. Inftruit par nos Religieux
des bons effets de la ptifane de M. de
Mongerbet , j'en commençai l'ufage qui
me mit bien-tôt dans le cas d'en faire
l'éloge , & d'écrire une Lettre de re-
merciemens à ce Médecin.

Villefranche en Beaujolois. Natal.

Différens Particuliers de Verfailles ,
& le Procureur des Céleftins de Lyon, qui
en font ufage depuis quelque tems, s'en
trouvent très-bien , de même que des
Seigneurs à Paris , & notamment M.
le Marquis de Bonnac , précédemment
Ambaffadeur en Hollande , qui en a
reffenti les plus heureux effets , dans
un accès de Goutte prefque général ,

& fous les yeux de M. de Bordeux fon
Médecin , &c.

Le Public n'eft pas dans le cas d'appréhender des fuites fâcheufes de ces
doux remédes , puifque les Chefs de
la Médecine , qui le connoiffent , af-
fûrent avec vérité qu'il ne peut pro-
dûire des effets contraires en aucun
cas ; ils peuvent ne pas être auffi fen-
fibles & auffi complets chez tous les
malades , foit par les complications
cachées par le mauvais régime, ou par
la caducité & l'affaiffement de la machine , que des débauches continuées,
ou des remédes contre-indiqués , ont
pu beaucoup affoiblir. Dans ces cas , je
confeille la conftance dans l'ufage
du reméde , & dans l'exactitude du régime , fans lequel tous les remédes deviennent impuiffans.

J'ai dit que la Goutte faifoit mon
unique étude , & que je n'employois
ma poudre , formant ma ptifane bal-

famique,

famique , que dans cette maladie , &
celles qui y avoient rapport , telles
que Rhumatifmes goutteux , &c. Pour
ne point quitter mon fujet , & donner
un exemple inftructif à ces habiles fa-
briquans de remédes univerfels , qui
acquéreroient une réputation plus foli-
de , s'ils les employoient dans les feu-
les maladies , auxquelles ils pour‑
roient être propres ; je ne citerai point
fes effets fur des dartres invétérées qui
couvroient les jambes d'un Particulier ,
& l'empêchoient de marcher ; quoique cette cure ait été opérée par l'u-
fage feul de ma ptifane , dont j'ai les
preuves en main , je ne dois point
m'en prévaloir , & affurer qu'elle gué-
riroit toutes les dartres. Un reméde
bien étudié & appliqué à propos , a
des qualités particulières pour une maladie dont on connoît bien la nature ,
& devient infructueux ou nuifible dans
celles qui ne reconnoiffent pas un

même vice dans le sang; il est même sur-
prenant de voir un nombre d'hommes
sages & éclairés qui se laissent séduire, &
se persuadent que l'on peut trouver dans
un seul reméde la Médecine univer-
selle.

ORDONNANCE.

Cette Ordonnance qui n'est fondée
que sur les observations & la pratique., doit être suivie & lûe avec attention; comme la société n'est rem-
plie que d'hommes turbulens & criti-
ques, qui se font une étude de blâ-
mer ce qu'ils ne connoissent pas,
soit qu'ils suivent les sentimens qui
leur sont naturels, ou que guidés par
le préjugé, ils cherchent à détruire ce
qu'ils devroient approuver, en re-
montant au principe; je donne ici
tous les moyens propres aux effets de
mon reméde, en faisant attention
aux différences des tempéramens &

des humeurs des Goutteux : je dis
que ma ptifane balfamique ne peut
jamais être contraire ; comme cela ne
fuffit pas , je dois la rendre utile à
tous ; pour y parvenir , je la confeille
dans les accès , & l'on en boira une
bouteille chaque jour , divifée en
douze gobelets que l'on prendra de
demi en demi-heure , chauffée au
bain-marie , continuant tout le mois.
Si l'on eft perclus , ou difpofé à le
devenir , l'on boira la bouteille par
jour pendant un mois , & chopine
tous les jours pendant un ou deux
mois fuivans , parce que les maux
anciens veulent un plus long traitement. Ceux qui ont les principes du
fang fort exaltés , dont la Goutte eft
très-chaude & bilieufe , & dont les
accès font très-violens , fi le lait paffe
bien , couperont une bouteille avec
un quart de lait bouilli & écrémé ,
continuant de même , s'il n'y a point

de contre-indication ; pendant les premiers tems des accès, l'on recevra quelques lavemens de lait, avec une once & demie de castonade. Si l'excès des douleurs prive du sommeil, l'on prendra pendant quelques soirs, sur les neuf ou dix heures, un julep fait avec une once & demie d'eau de laitue, & autant d'eau de chardon béni, demi-once d'eau de fleurs d'orange, dix grains d'yeux d'écrevisses préparés, demi-once d'huile d'amandes douces, demi-once de sirop de pavot, & un gros de confection hyacinthe. Quoique je ne conseille aucune espéce de topiques, ou applications extérieures, s'il se trouvoit des cas où le malade ne fût susceptible d'aucun soulagement, par des dispositions ou des complications très-particulières, il feroit bouillir une poignée de graines de lin bien écrafées dans un mortier, & une cuillerée *de farine de squint*

dans un peu de lait, en confiftence
de bouillie épaiffe, il y froifferoit
trois ou quatre jaunes d'œufs cuits
durs, dont il feroit une pâte, qu'il
étendroit fur un linge, l'appliquant
fur le mal, ne pouvant le faire que
fur les pieds, les genoux, les mains
ou les coudes, & toujours chaude-
ment; je ne confeille cet ufage que
quand le mal réfifte à tous les adou-
ciffans propofés.

Faifant attention que tous ces calmans font infructueux fans la ptifane qui attaque le principe, l'on ne
fe fervira de doux émétiques que dans
des cas bien marqués & connus de
fon Médecin dont on fuivra les avis.
Tous les purgatifs actifs irritent trop.
Voici celui que je prefcris en général; Prenez un gros & demi de fol-
licules, des fleurs de mauves, de
pêcher, de camomille Romaine & de
l'anis vert, de chaque, une pincée,

& de la fquine , un demi-gros que vous ferez bouillir un inftant ; l'ayant paffé , vous y ferez fondre deux onces de manne , & vous pafferez par un linge une feconde fois ; ceux qui ne peuvent fupporter la manne , feront diffoudre dans la première colature deux onces de firop de chicorée , compofé de rhubarbe. Ceux qui font fort difficiles à émouvoir , ajoûteront à ce purgatif vingt ou trente grains de poudre cornachine. Comme je n'ai obfervé aucun bon effet des faignées du bras , je n'en confeille point l'ufage , à moins que le Médecin qui fuit la maladie ne la juge à propos dans certains cas. Celle du pied convient beaucoup dans la Goutte remontée , & produit de très bons effets , n'en faifant point un abus. J'ai démontré l'inutilité & les fuites des eaux minérales dans la Goutte par les Lettres pratiques que j'ai citées ;

de même que de tous les spécifiques ; une répétition seroit ennuyeuse ; je ne conseille aucune espéce de bains ; quand l'on voudra laver ses pieds , &c. ce sera au moyen d'une serviette trempée dans l'eau chaude. Il ne faut point se mouiller, soit à la pluie ou à la rosée ; & quand le cas arrive , il faut se changer promptement , de même que dans les sueurs excitées par la marche ou d'autres fatigues. Tous les excès du corps & de l'esprit ont de mauvaises suites , particuliérement ceux des femmes & du vin. Il faut être modéré en tout , de même que dans l'exercice qui doit toujours être relatif aux forces d'un chacun. Un Goutteux doit peu faire d'usage du maigre , excepté des légumes préparés sans huile , & d'un peu de poisson grillé. Quand il se rencontre des complications vénériennes , il faut se faire traiter en conféquence , en déclarant que l'on eft Goutteux , afin que le traitement foit plus doux. Je ne détermine rien pour le repas ; les uns font obligés d'en faire plufieurs , & d'autres n'en font qu'un ; j'aimerois cependant mieux que l'on prît quelque chofe le foir , pour attendre plus tranquillement le repas du lendemain , l'appétit feroit moins vorace , & aidé d'une maftication plus lente , occafionneroit de meilleures digeftions. Je ne peux trop répéter combien l'abus du vin eft pernicieux , & défendre l'ufage des vins de liqueurs , & particuliérement des liqueurs. Comme ma ptifane n'a rien de gênant , n'agiffant que par la fécrétion des urines ; & par une douce tranfpiration , l'on fortira pendant fon ufage , dès qu'on le pourra , confeillant de la récréation , particuliérement aux perfonnes de Cabinet , & aux mélan-

coliques. Ceux qui obfervent un régime fuivi , feront bien d'en boire
quelques bouteilles à l'entrée du printems & de l'automne ; ceux qui vivent différemment , n'y trouveront
des reffources que dans leurs accès.
Son effet eft de rendre les accès fort
doux , les éloigner , & empêcher
les révolutions , ce qui eft d'une très-
grande conféquence. Elle n'eft formée
que des fimples les plus recherchées.
Voici comme l'on la prépare.

Prenez une prife de ma poudre,
jettez - la dans une caffetière d'eau
bouillante qui tienne une bouteille,
mefure de Paris , faites - la bouillir
un bon quart - d'heure , & remuant
toujours avec une cuillère d'argent,
retirez-la & la couvrez ; quand elle
fera refroidie , vous la verferez dou-
cement dans la bouteille , & jetterez
le marc qui eft au fond ; il n'en faut
faire qu'une chaque fois. Je ne dé-

termine rien fur le nombre de fois
que l'on doit fe purger dans l'année,
il faut confulter fon Médecin qui
connoît les cas & les befoins de l'ordonner. Mais j'ai vû de trop fréquens.
purgatifs occafionner promptement
des révolutions de Goutte ; & il ne
faut jamais fe purger pendant que
l'humeur de la Goutte s'annonce ,
mais fe fervir du lavement indiqué.
Il faut avoir le foin d'affranchir fes
Lettres , fans quoi elles reftent au
rebut. Le prix pour chaque prife ,
faifant la bouteille , eft de trois livres , & j'en facilite l'ufage à ceux
qui ne font pas en état de faire cette
dépenfe.

Toutes mes obfervations ne regar-
dant que la Goutte , les Rhumatifmes , Sciatiques , & les douleurs qui
y ont du rapport , & que l'on ne
diftingue pas affez exactement ; je
confulterai uniquement fur cette par-

tie ; je ferai chez moi depuis onze heures du matin jufques à une heure , & depuis trois heures après-midi juf- ques à quatre heures & demie , & répondrai exactement par la pofte à ceux qui me confulteront , priant qu'on ait l'attention d'affranchir les Lettres. J'établis des correfpondances dans cha- que Capitale des grandes Provinces du Royaume , où l'on trouvera ma poudre pour la ptifane balfamique , l'Ordonnance & le Traité de la Gout- te ; chaque Correfpondant aura le foin de l'annoncer ; mon reméde fe trou- vera en tout tems chez M. *de la Font* , à Paris où je loge ; & à Verfail- lés , chez M. *de Jolival* , rue S. Fran- çois.

Je dis que j'adoucirai les moyens d'ufer de mon reméde à ceux qui ne peuvent faire cette dépenfe , & je ne le ferai qu'en me produifant les Cer- tificats des Curés ; au moyen de ces

Certificats, je me conformerai aux facultés des Particuliers, ou le leur donnerai *gratis*. Ceux que le préjugé empêche d'avoir recours à mon reméde, & à qui il arrive de promptes & violentes révolutions de Goutte qu'il faut dériver aux pieds, prendront une prife de ma poudre; on la fait bouillir dans un demi-feptier du meilleur vin d'Efpagne, pendant un inftant; l'on en donne un verre, & demi - heure après la faignée du pied fe fera; il n'eft point de Goutteux qui ne doive s'en pourvoir, pour être dans le cas de parer promptement des coups fi terribles. Les jours fuivans, l'on continue ma ptifane de la façon indiquée. L'on n'en prend qu'une feule prife dans le tems de la révolution de l'humeur, ou autrement Goutte remontée. Comme plufieurs Goutteux négligent de fe purger, par des répugnances invincibles, je donne une

poudre purgative , très-douce & fpécifique pour les Goutteux , que l'on in-
corpore dans du miel de Narbonne, bû-
vant par-deffus un bouillon fait avec de-
mi-livre de maigre de veau, douze juju-
bes, & une pomme de reinette coupée
en quatre ; l'on prend trois ou quatre fois
de ce bouillon dans la matinée. Le prix de
chaque prife eft de vingt-quatre fols.

Ce purgatif , dont les effets font
très-doux , convient particulièrement
à tous ceux qui ont eu quelque virus ,
dont la cure n'a été que palliative ; il
en faut prendre plufieurs jours de fuite,
pour affurer la guérifon , & paffer à
l'ufage de ma ptifane, quand il y a
complication de Goutte. Chaque année j'augmenterai ce Traité de faits
nouveaux & d'obfervations intéreffan-
tes relatives à la Goutte , & aux différens vices du fang que l'on ne vient pas
à bout de guérir.

Je loge chez M. *de la Font*, petite

rue Roch, Quartier Montmartre, où
je ferai tous les hyvers, & paſſerai les
étés à Pont-de-Vaux en Breſſe, par
Mâcon, pour la collection de mes ſimples. La Goutte ayant beſoin de ſecours
auſſi prompts, que les accès ſont violens & imprévus, l'on peut ſe pourvoir
du reméde, & le garder quelques années, ſans aucune altération. Cette pré-
caution eſt le moyen le plus aſſuré d'empêcher les révolutions, & de porter
bientôt le calme dans le ſang. Chaque
priſe pour une bouteille ne peſant pas
deux drachmes, on peut en faire les en-
vois par la poſte.

CHAVY DE MONGERBET,
Docteur en Médecine.

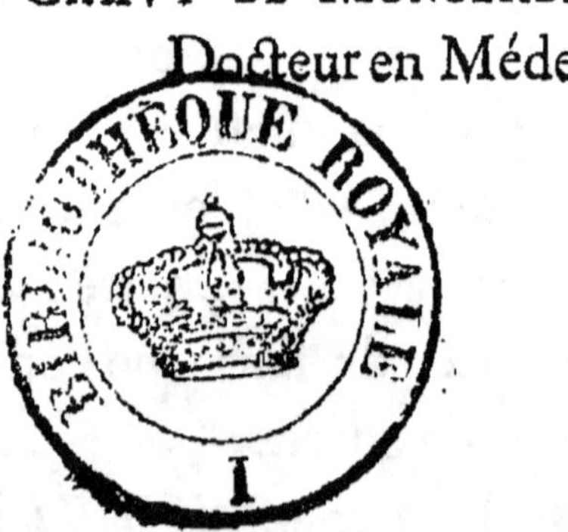

APPROBATION.

J'AI lû par ordre de Monseigneur le Chancelier un Manuscrit qui a pour titre : *Nouvelles Observations sur la Goutte* , &c. par M. Chavy de Mongerbet. A Paris, ce 29 Décembre 1760.

MORAND, Censeur Royal.

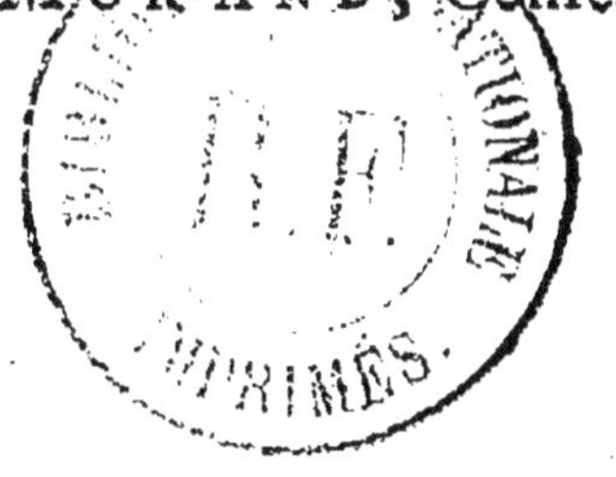